儿童牙医心系百姓、服务百姓

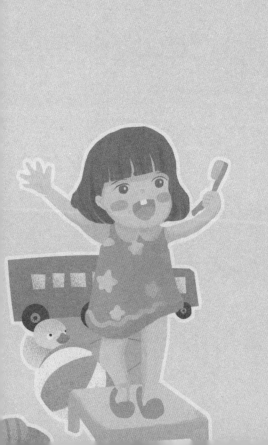

宝宝爱牙牙

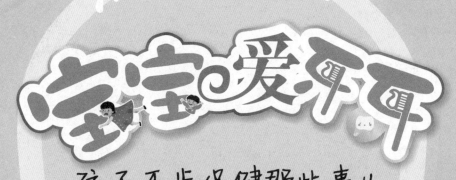

·孩子牙齿保健那些事儿·

—— 主编 ——

邹静 瞿星 张琼

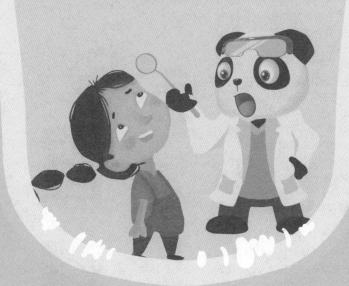

四川大学出版社
SICHUAN UNIVERSITY PRESS

项目策划：段悟吾　周　艳
责任编辑：周　艳
责任校对：谢　瑞
封面设计：阿　林
责任印制：王　炜

图书在版编目（CIP）数据

宝宝爱牙牙：孩子牙齿保健那些事儿 / 邹静，瞿星，
张琼主编 . — 成都：四川大学出版社，2020.3
　　ISBN 978-7-5690-3486-8

　　Ⅰ . ①宝… Ⅱ . ①邹… ②瞿… ③张… Ⅲ . ①儿童－
牙－保健 Ⅳ . ① R788

中国版本图书馆 CIP 数据核字（2020）第 015452 号

书　名	宝宝爱牙牙——孩子牙齿保健那些事儿
主　编	邹　静 瞿　星 张　琼
出　版	四川大学出版社
地　址	成都市一环路南一段 24 号（610065）
发　行	四川大学出版社
书　号	ISBN 978-7-5690-3486-8
印前制作	跨　克
印　刷	四川盛图彩色印刷有限公司
成品尺寸	185mm×210mm
印　张	5
字　数	82 千字
版　次	2020 年 4 月第 1 版
印　次	2020 年 4 月第 1 次印刷
定　价	40.00 元

扫码加入读者圈

◆ 读者邮购本书，请与本社发行科联系。
　电话：(028)85408408/(028)85401670/
　(028)86408023　邮政编码：610065
◆ 本社图书如有印装质量问题，请寄回出版社调换。
◆ 网址：http://press.scu.edu.cn

四川大学出版社
微信公众号

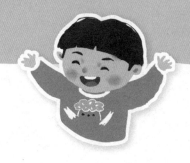

《宝宝爱牙牙 —— 孩子牙齿保健那些事儿》

编 委 会

主　编：邹　静　瞿　星　张　琼

编　委：（按姓氏笔画排列）

　　　　王　雁　李　一　周陈晨　段丁瑜

　　　　高　波　廖　悦

绘　图：阳　婵　李泽熹

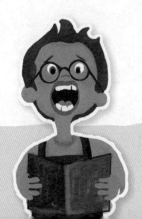

儿童期是牙齿及颌面部生长发育的关键时期

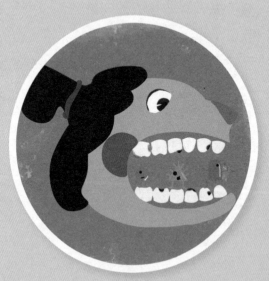

　　随着大众口腔健康意识的不断增强，大众对儿童口腔健康的要求越来越高。儿童期是牙齿及颌面部生长发育的关键时期。口腔疾病防治对促进儿童口腔健康、全身健康及改善其生活质量都有着重要的意义。2016年10月，中共中央、国务院印发了《"健康中国2030"规划纲要》；2019年2月，国家卫生健康委办公厅发布了《健康口腔行动方案（2019—2025年）》，体现了"预防为主，关口前移"的特点。

　　四川大学华西口腔医院在国内率先提出"全生命周期的龋病管理"理念，国家临床重点专科华西儿童口腔科随即提出"从孕期开始进行儿童口腔健康早期管理"的序列管理方案和措施，帮助降低了中国西部地区儿童的口腔疾病发生率及严重程度，受到了社会的广泛赞誉。这一次，四川大学华西口腔医学院儿童口腔科团队又将晦涩难懂的医学知识编撰成接地气的科普读物，站在群众的角度循循善诱，为提高年轻父母的口腔健康意识做贡献，此为儿童牙医心系百姓、服务百姓的情怀之体现。

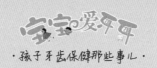

·孩子牙齿保健那些事儿·

　　这本科普读物谨遵循证基础，以国际主流儿童口腔健康管理理念为主，涵盖0-6岁儿童口腔健康知识，可为孕期妇女、低龄儿童父母、儿保医生以及幼儿园保健医生在孩子生命早期的口腔健康护理、良好口腔卫生习惯养成方面提供专业指导；同时，本书运用年轻人易于接受的语言形式，配以漫画呈现在读者面前，具有非常强的可读性和操作性。

　　这本科普读物由四川大学华西口腔医学院儿童口腔科、牙体牙髓科、牙周科、口腔颌面外科多个专科的医护人员及公共卫生学者共同完成，其间大家不辞辛劳，反复讨论、校对，书中配图也得到了四川师范大学陈杉教授的大力支持，在此一并对这些为儿童口腔健康无私奉献的编委们表示感谢！也希望这本读物的出版能为中国儿童口腔健康水平的提高出一分力！

华西口腔医（学）院

2020.03

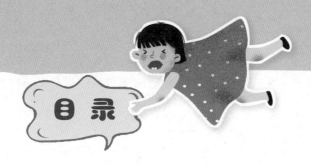

目录

第一章 我们为什么要关注宝宝的牙齿健康？

第二章 做一个美美的辣妈——孕期口腔保健

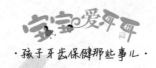

第三章　0-6岁——影响一生的乳牙

第四章　家庭护理——口腔好习惯养成记

第五章　诊室护理——让孩子和儿童牙医交朋友

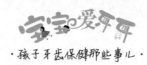

第一章

我们为什么要关注宝宝的牙齿健康?

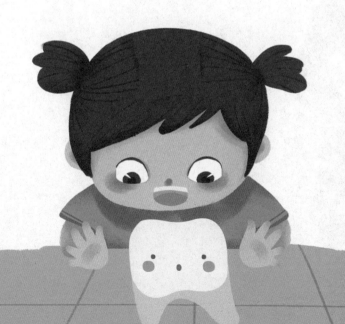

BaoBao Ai Yaya——Haizi Yachi Baojian Naxie Shir

1. 宝宝牙齿健康和宝宝的成长有什么关系?

　　宝宝的牙齿健康对他的成长来说至关重要,那么健康的牙齿是如何参与和保障宝宝的成长的呢?

帮助宝宝细细咀嚼食物,更充分地吸收营养。

　　吃货妈妈们都知道,如果没有一副好牙将是多么的痛苦,会直接影响啃排骨、嗑瓜子、吃火锅……这些直接关系生活幸福指数。对宝宝来说,口腔健康直接关系他的生长发育。如果乳牙坏了,东西嚼不烂,吃下去不消化,营养吸收不够好,不仅给肠胃增加负担,还会错过短短几年的黄金生长期。

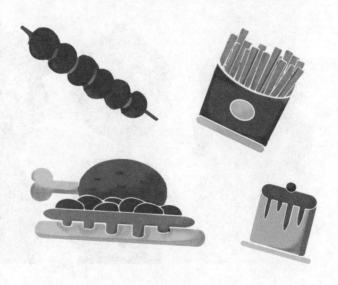

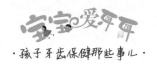

孩子学说话时，辅助孩子发音.

随着家庭教育和学校教育的发展，孩子们看到的世界越来越大，接触到的新鲜事物越来越多，孩子们的口齿越来越伶俐，语言也越来越丰富，而乳牙是帮助孩子学习发音、学习语言的好帮手，完整的乳牙列有助于孩子正确发音。

举个例子，很多孩子从小就学英语、学做小主持人，而英文中有个咬舌音"th"，就需要上下牙齿和舌头的配合才能发音标准，如果孩子的乳门牙因为蛀牙而提前"下岗"，孩子在学习发音的时候就会漏风，那英语口音直接从标准美式变成了"中国式"。

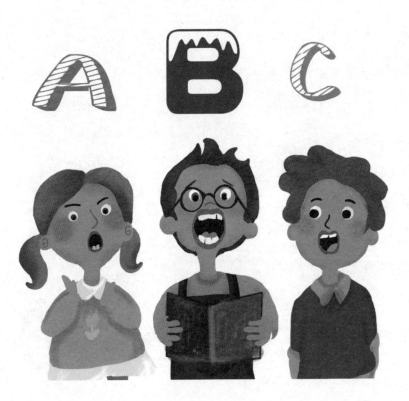

为孩子的笑容加分.

妈妈爸爸们有没有发现，孩子的自尊心有时候比成人还强，他们正在学习如何和世界相处。当孩子们快乐大笑的时候，您能看到的那几颗露出来的牙齿要陪伴孩子到9、10岁，是孩子们在生命早期向这个世界展现自信的标志之一。健康、洁白的牙齿可以为孩子们的笑容加分，让孩子们在同学、朋友、老师面前更有自信。

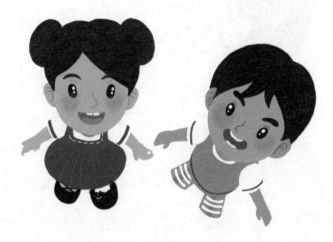

为恒牙的萌出预留位置.

我们人类一生一共有两副牙齿，乳牙和恒牙。

我们在孩子口腔中所看到的牙齿，早在胚胎时期就已经蓄势待发。胎儿在妈妈肚子里4周时，乳牙胚开始"细胞集结"；16周时，恒牙胚开始发育。3岁左右，20颗乳牙全部萌出；12岁左右，28颗恒牙全部萌出。18岁后，有的人还会长智齿（1-4颗），有的人则不会。

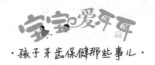
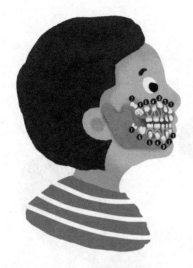

在宝宝3岁左右，其实恒牙胚就已经藏在了乳牙的牙根下方了。这个时候如果给孩子拍个牙齿全景片（全口牙齿曲面体层×线片），就可以看见长着两副牙的"小怪物"。

如果乳牙过早脱落，相邻的乳牙就会挤过来，给恒牙留出的萌出间隙就会不够，恒牙就会歪着长。如果乳牙龋坏没有得到及时治疗，因龋病引起的牙髓根尖周炎症就有可能波及恒牙胚，使得恒牙发育不健全（钙化不良或不全），长出来可能会很难看（形态异常），或者歪着长（排列不齐），甚至长不出来（萌出异常）。

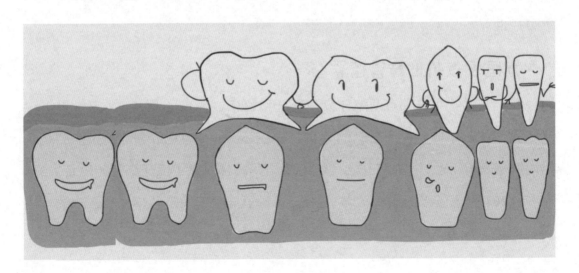

乳牙列完整有利于颌骨发育，提升颜值．

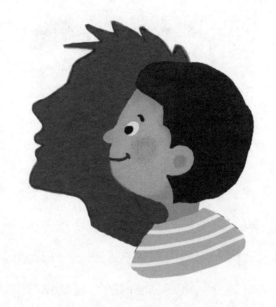

颜值高低和颌骨发育密切相关，颌骨发育又和牙齿、牙列是否完整密切相关。乳牙一旦发生龋坏，或者因龋坏过早缺失，就可能导致颌骨发育异常。

举个例子，如果孩子的一侧牙齿因龋坏导致疼痛，但因孩子不太会表达自己牙疼或者害怕看牙医而耽误了治疗，孩子就会本能地选择另外一侧健康牙齿咀嚼，长此以往就会长成双侧不对称的大小脸，严重影响颜值。

颌骨的正常发育还有赖于有效的咀嚼刺激。如果乳牙多数龋坏，颌骨得不到足够的刺激，就会出现牙量、骨量不调，上下颌骨提供的牙弓长度不够，"龅牙"、歪歪扭扭的牙列就出现了。

2．哪些问题会导致牙齿长得歪歪扭扭，影响美观？

牙齿健康不仅仅是指没有蛀牙，还需要有整齐的牙列、健康的牙龈，这样

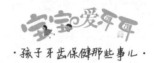

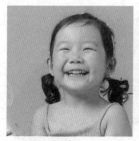 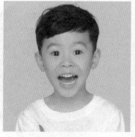 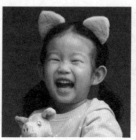 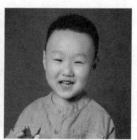

才会让笑容更加自信。住在西半球的美国人对干净、整齐的牙齿有近乎偏执的追求。著名导演史蒂文·斯皮尔伯格早期的电影《太阳帝国》里，男主人公有这样一句台词："这个孩子一口好牙，一定来自富贵家庭。"在发达国家，一口健康、整齐、洁白的牙齿是良好的经济基础、卫生习惯和教养的一种体现。

哪些因素会导致孩子的牙齿不健康、不好看呢？

蛀牙.

首先，严重的蛀牙会让牙齿形态发生改变，咀嚼功能降低，孩子喜欢用健康的一侧牙齿吃东西，久而久之，牙列就歪了。

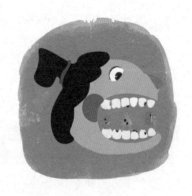

其次，乳牙时的蛀牙如果没有得到及时治疗，还可能导致新萌出的恒牙变成蛀牙，或者恒牙长出来的时候偏离应有的位置，就变得歪歪扭扭。

蛀牙升级版——乳牙牙髓病、根尖周病。

家长一旦发现孩子长蛀牙，即使没有发生疼痛，也应该尽早带孩子去治疗。蛀牙成洞后，牙齿缺乏自我修复能力，如果发生蛀牙而不及时治疗，加上孩子口腔卫生又往往被家长忽视，牙齿就会继续坏下去，发生持续脱矿，最后崩碎。

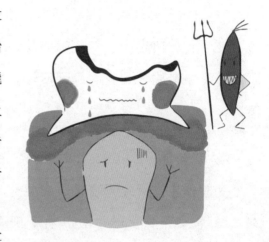

如果孩子已经开始感觉到牙齿疼痛，就可能已经是牙髓炎症或者根尖周疾病了，乳牙牙根下面的恒牙胚就可能被炎症累及，导致恒牙要么没到时候就长出来（早萌），要么到了时候长不出来（萌出障碍），要么长出来颜色难看（釉质钙化不全或不良），或者长出来不在正确的位置上（位置异常）。

牙外伤。

严重的乳牙挫入或因外伤导致的乳牙牙髓根尖周炎症，也可能伤及根尖下方的恒牙胚，引起恒牙发育不全、长出来后排列不整齐，甚至长不出来等问题。

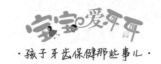

口腔不良习惯．

孩子3岁以后如果有吸吮手指、吐舌、咬上唇、咬下唇、口呼吸、偏侧咀嚼等口腔不良习惯，可能会造成牙列及面颌部变形，影响孩子颜值。

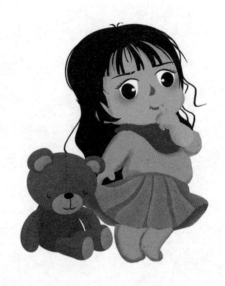

发育异常．

发育异常包括先天缺牙、多生牙、牙齿形态异常等。由于没有办法提前干预先天的因素，在这里就暂且不表。

总结：

大部分孩子牙齿不健康、不好看是前4点原因引起的。要提醒爸爸妈妈们的是，这4点都可以通过正确的方式早期加以预防或干预，所以，孩子牙齿的健康美丽很大程度上取决于生长发育期正确的儿童口腔健康管理。

3．宝宝有蛀牙了，如果不治疗，蛀牙能自己好么？

绝对、一定、肯定地说：NO!

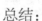

牙齿是硬组织，一旦脱矿、崩解成洞，不像身体其他组织有自我修复能力，所以宝宝一旦有了蛀牙，只能寻求儿童牙医的帮助。

蛀牙就是牙齿患上了一种感染性疾病，学名"龋病"。引起这种疾病的致病菌存在于口腔中，可以感染多颗牙齿，甚至可以从一个孩子口中通过一起吃饭或者一起吃颗糖等方式传到另外一个孩子口中，从爸爸妈妈的口中通过一起吃饭、亲吻等方式传到孩子的口中。

由于乳牙的矿化程度不如恒牙高，特别容易被致龋菌侵蚀，加上宝宝年龄幼小，不容易配合刷牙，或者家长放任低龄孩子自己刷牙而不加以监督等，会让宝宝特别容易长蛀牙。而一旦宝宝口中有了蛀牙，发展速度会非常快，是成人牙齿龋坏速度的好几倍，经常在家长还来不及反应的时候，就已经形成蛀牙洞甚至坏到牙髓神经了。

一颗牙齿患了龋病，常常会迅速波及口腔中的其他牙齿，经常一颗牙齿还没补好，另外的牙齿又坏了，这也是孩子患蛀牙让家长最头疼的地

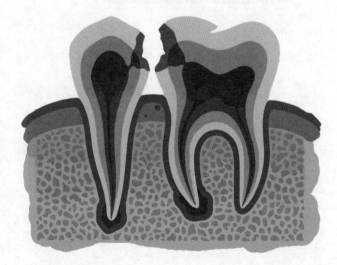

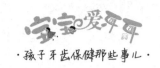
方。孩子的牙齿一旦龋坏成洞，治疗过程会因孩子年幼不容易配合而变得非常艰难，但不治疗蛀牙又会加重，形成一个令人抓狂的恶性循环。

孩子一旦有了蛀牙，家长一定要尽早带他去看牙医，让孩子慢慢地适应看牙过程。我们更提倡日常帮助孩子做好口腔清洁，定期带孩子做口腔检查，或者在诊室应用氟化物预防蛀牙，防患于未然，这也有利于孩子养成定期拜访牙医这个让他终身受益的好习惯。

4. 为什么儿童牙医每次都强调，在宝宝没有蛀牙的时候就去看牙呢？

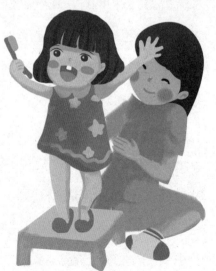

原因1：理由千万条，闹心第一条，牙齿一旦坏，治疗两行泪。首先，宝宝的牙齿一旦坏了，坏的速度会非常令人震惊！其次，如果要治疗，让孩子配合治疗的难度非常大。父母们可以想想自己的补牙经历，如果放在宝宝身上，他大概率地不会乖乖配合。

为了让宝宝更容易接受牙医的治疗，可以定期带孩子去儿童牙医那里报个到。牙医小哥哥、小姐姐会用小毛刷给宝宝做个牙面清洁，再涂点甜甜的防龋制剂，无痛，舒适，牙齿也不会坏，妥妥滴！

原因2：蛀牙是一种完全可以预防的疾病，预防蛀牙是一件值得认真付出努力的事情。预防蛀牙发生的措施包括饭后漱口，早晚由父母帮助或监督刷牙，定期看牙医，中、高龋风险的孩子每3-6个月到诊室涂氟，对具有较深窝沟点隙的乳牙和年轻恒牙进行窝沟封闭，定期到诊室进行牙面清洁等。看起来难，其实养成习惯就不难了。

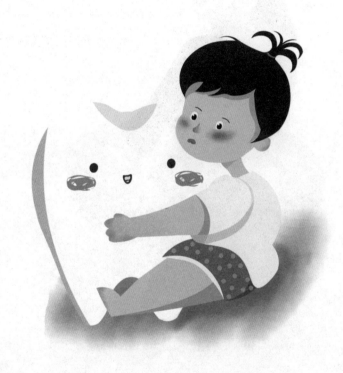

别因为帮孩子刷牙时孩子哭闹而放弃。如果您每天温柔地帮助他刷牙，不放弃，我相信您的孩子总有一天会配合您好好刷牙的，他会觉得这就是生活中的一件必不可少的事情，跟喝奶、吃辅食一样的道理。

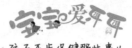
原因3：据美国儿童牙医学会（AAPD）的统计分析，早期（1岁之前）带孩子去看儿童牙医，由他们帮助家长和孩子建立早期的儿童口腔预防计划，可以显著降低未来家庭的牙科支出，减轻家庭口腔经济负担和社会医疗负担。

第二章

做一个美美的辣妈
——孕期口腔保健

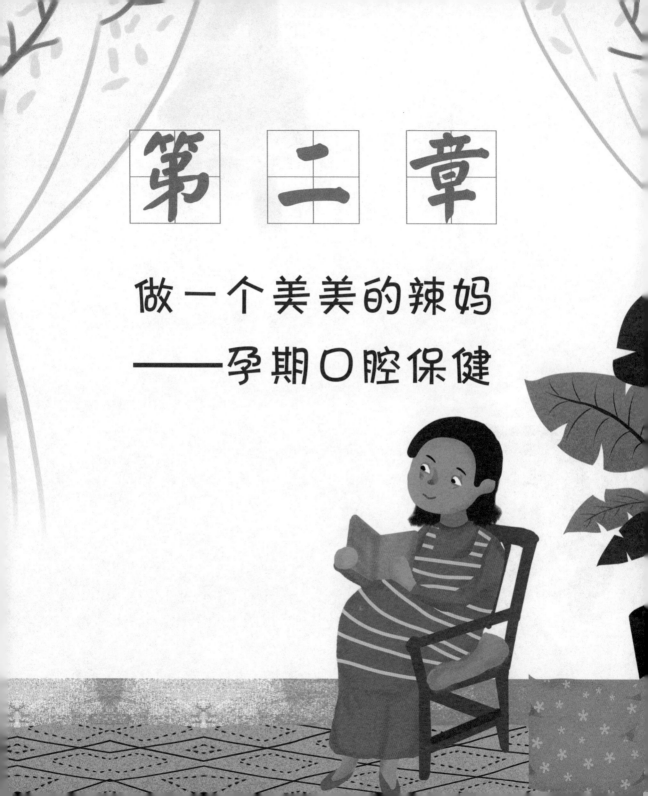

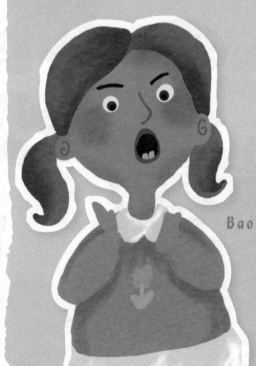

BaoBao Ai Yaya——Haizi Yachi Baojian Naxie Shir

1. 为什么口腔健康对妈妈和宝宝都很重要？

对于孕妈，口腔问题有大有小。

轻点的：啃苹果时牙龈出血、刷牙时吐血泡泡、喝凉水敏感、喝热水痛。

严重点的：痛到心情烦躁、无法追剧、大半夜睡不着觉。

更严重点的：痛到张不开嘴、咽口唾沫都痛、下巴肿得脸都不对称了、脸变形到亲妈都不认识，心情烦躁还可能引发家庭战争。

所以孕期口腔健康对孕妈的重要性不言而喻。

我们接下来着重讲讲孕妈的口腔健康是如何影响到宝宝的。

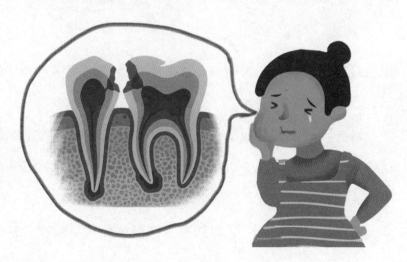

首先，上述不适给孕妈带来的负面情绪，比如休息不好造成的精神状态差，疼痛和张嘴受限造成的进食困难和营养摄入减少，均对宝宝的健康不利，极端疼痛情况下甚至可能会引起宫缩，引发早产。

更重要的是，科学研究还发现妊娠期的牙周病，如妊娠期牙龈炎、牙周炎等与早产和低体重儿的出生存在一定的相关性。这句话的意思用大白话翻译

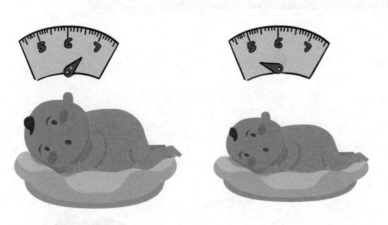

一下就是，孕妈嘴里的牙龈肿大、出血越严重，居住的细菌越多，宝宝将来早产或生下来体重偏低的可能性就越大。

奇了怪了，嘴巴里头牙齿发一下炎，为啥肚子里的宝宝就更可能早产和低体重呢？不是相隔遥远，八竿子打不着吗？

目前，科学家发现了一些蛛丝马迹，首先是嘴里的细菌可经感染入血，到达胎盘；其次细菌感染时免疫系统产生的一系列对抗细菌的炎症物质可能导致早产或影响胎儿发育。

所以，口腔健康对妈妈和宝宝都很重要。孕前接受系统的口腔检查，解除

潜在风险，孕期维持良好的口腔卫生习惯，每天认真刷牙，使用牙线，有问题及时看医生，将一切不好的苗头扼杀在萌芽阶段，是孕期口腔健康管理的最佳方案。

2. "生一个孩子就会失去一颗牙齿？" "放心，孩子不是牙仙子转世。"

有些地区流传着这么一句话："生一个孩子掉一颗牙！"吓得广大育龄妇女瑟瑟发抖。首先，我们在这里明确——这是谣言！

虽然谣言属于空穴来风，但孕期口腔问题的严重性可见一斑。我们中华文明几千年妇女的怀孕经历告诉我们，孕妇的口腔确实容易出现很多问题，例如牙龈出血、肿痛，牙齿松动等，严重时可能真的掉牙齿。但我们必须给宝宝"洗脱嫌

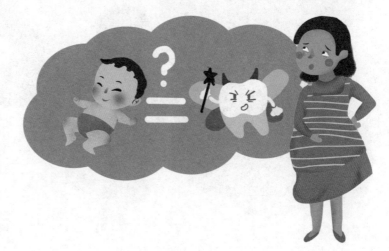

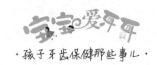

疑"，怀孕本身并不会造成牙齿问题，所有在孕期出现的牙齿问题，都是既有问题的加重版本而已。

什么意思呢？就是说孕妈的牙齿早在怀宝宝前就有潜在隐患了，只是因为孕期的特殊激素水平和个人习惯改变等，造成这些问题的集中大爆发！您肚子里的宝宝可并没有那种可以远程操纵使您牙齿坏掉的神功。

聪明的妈妈读到这里应该已经想到了——那我是否应该在怀孕前先解决掉口腔内的问题，把口腔疾病扼杀在萌芽状态呢？

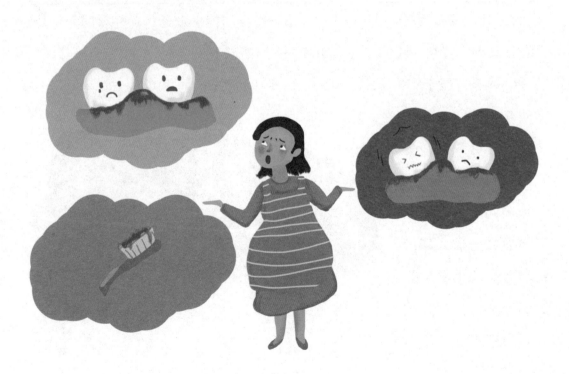

是的，非常正确！而且这是针对孕期口腔疾病的最优解！

"不怕一万就怕万一"，这句话害惨了中国妈妈。一旦怀了宝宝，出现口腔问题后，为了宝宝的健康，很多妈妈宁愿自己牙齿痛得寝食难安，也不愿意接受哪怕对宝宝几乎没有危险的治疗。

"母爱可以跨越生死，一点小小牙病算什么。我忍！"

其实这种行为并不值得赞许，因为妈妈和肚子里的宝宝是一体的，血脉相连。研究发现，在有口腔问题的妈妈的羊水和胎盘里可以检测到口腔炎症细菌，这些细菌可影响宝宝健康。另外，如果妈妈吃不了东西，睡不着觉，加上疾病疼痛导致情绪问题，肚子里的宝宝也不会好过。妈妈的健康和精神状态时刻影响着宝宝。

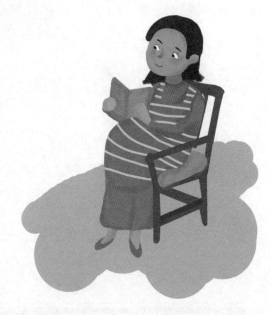

因此，对抗孕期口腔疾病，预防第一。

很多妈妈备孕超认真，做全套检查，吃各种瓶瓶罐罐的药，却忽略了口腔健康的重要性。

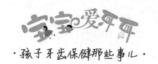

请准妈妈们在孕前准备日程中加上一项——去拜访您的牙医！请他给您做一个全面的口腔检查，该洁牙的洁牙（龈上洁治、龈下刮治），该补牙的补牙，该拔智齿的拔智齿。若孕期出现了口腔问

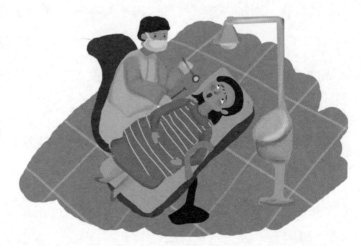

题，也要及时到牙医那里寻求帮助，接受一定的低风险治疗，不要一味拖沓忍受，有时候忍受并不会带来海阔天空，危言耸听（不）负责任地说，有时候甚至会带来命悬一线的后果。

当然，希望读完这一章的您，可以成为一位站在科学金字塔尖俯视众生、优雅从容、不受牙病困扰的美孕妈！

3. 哎呀，怀孕时牙龈出血该怎么办？

做好备孕期的口腔保健，可以大大降低怀孕时发生牙齿问题的风险，但因为怀孕时激素的改变，做好了备孕期口腔保健的美妈们也可能会发生牙齿问

题，但是症状一定会比没有做好口腔保健的妈妈轻很多。

很多孕妈不管在怀孕前还是怀孕后，都有过牙龈红、肿、痒、痛、出血的体验吧？很多人出现这种情况时的反应是——"我最近辣椒吃多了，上火了！""看来我最近水果吃少了，需要补点维生素C。"不然就是"等会儿去超市买支××牙膏吧，专治牙龈出血。"

作为口腔医生，可以肯定的是，牙龈出血不是简单的"上火"造成的，也不一定是由于缺乏维生素C，那应该怎么办呢？

现在隆重介绍一下居住在我们人体，包括嘴巴里、皮肤上、胃肠里等的老朋友——微生物（各种细菌、病毒等）。

口腔中的微生物种类数以千计，有上亿只，比地球上的人还多。它们是顽固"钉子户"，任何口腔卫生措施都无法根除它们。是的，包括刷牙、洁牙、药水漱口，通通都杀不完它们。我为什么称呼它们为老朋友呢？因为它们从我们出生起就开始忠实地陪伴我们，一直到我们终老。口腔菌群并不全都是"大坏蛋"，其中有坏的，也有好的，如果

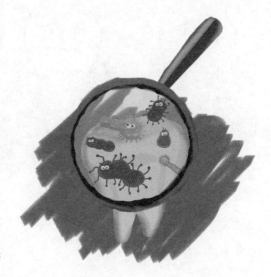

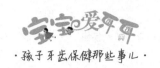

这些微生物友好相处，就能有利于口腔健康，如果"坏分子"太多，就会导致口腔疾病。

　　牙龈发炎、出血，大多数情况下是因为口腔菌群失衡，"坏细菌"大量繁殖，占了上风，感染了牙龈。此时，您需要的是端正的刷牙态度、一把软毛牙刷和正确的刷牙方式，有了这些就可以对付它们。如果再配上进阶版武器——牙线、冲牙器等，局势就更加容易控制了。很多人说："我一刷牙就出血，所以我就不敢刷了。"我立马告诉他们："恰恰相反，出血是您牙龈的求救信号，您应该拿起牙刷去救它，去战斗，哪里出血刷哪里！清除掉有害细菌，牙龈慢慢就不发炎了。"如果因为牙龈出血而放弃刷牙，牙龈周围的细菌会越积

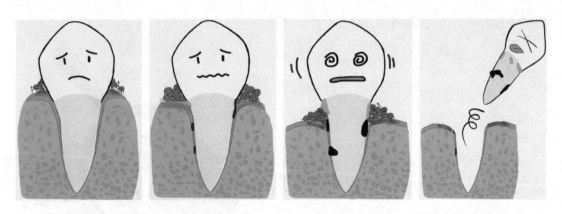

越多，牙周组织炎症就会越来越重，最后导致周围牙槽骨的吸收，牙龈萎缩，牙齿松动，甚至最终脱落。

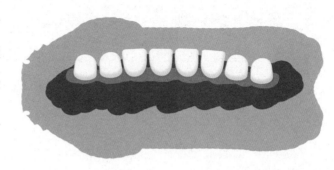

现在大家知道了，牙痛时不要乱吃药，不要乱降火，解决牙龈红肿、出血等问题的第一步就是刷干净牙齿。除此之外，还需要别的治疗吗？

当然，牙龈出血是牙周组织疾病的一个信号，有条件的话应该去找牙科医生做全面的检查，评估病情的轻重。

其实不管每天刷牙刷得多么正确、完美，牙面也都会有细菌残留，日积月累的细菌沉淀、钙化后就可能会形成硬邦邦的牙结石。牙结石是我们自己无法清除的，需要医生用专门的器械和方法才能清除干净。也就是说，自己每天刷牙是给牙齿做小扫除，刷牙刷得好可以让牙结石形成的速度慢点，但并不能完全阻止它形成。牙医的定期洁牙就是大扫除。两者缺一不可，两者结合才能维持一个清洁、健康的口腔环境。

4．天哪，怀孕时牙痛该怎么办？

如果万一美妈们没有在孕前处理好口腔问题，怀孕期间真的牙痛应该怎么办？

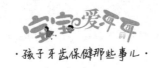
俗话说"牙痛不是病，痛起来要人命"，牙痛好像总是在没有一点点防备、没有一丝丝预兆的情况下突然发生，而且往往会从"好像没特别痛，我忍一忍再看"，一两天内就迅速发展到"我痛得嘴都张不开了！""痛得饭都没法吃，头昏脑涨晚上睡不着！"

孕期牙痛最常见原因有以下两种。

第一，牙髓炎。一般是由于孕前就有蛀牙没有及时治疗，当孕期口腔卫生没有维护好时，蛀牙会一直挺进，如果靠近了或者已经穿通到了牙髓腔，碰到了传说中的牙神经（牙髓），牙髓就会发炎，导致髓腔内的分泌物增多、体积膨胀，但牙齿是一个硬壳，没有丝毫的延展性，巨大的压力在髓腔里无处释放，压迫到牙神经就会产生剧烈的疼痛。

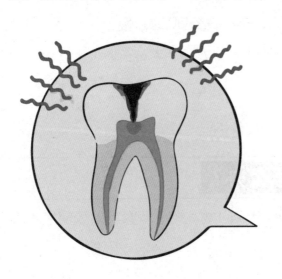

如果已经出现了冷热刺激痛，晚上躺下痛，牵扯到太阳穴痛，半边头都在痛等，那很有可能就是牙髓发炎了。那应该怎么办呢？孕妇又不能乱吃止痛药。这时应立即去看牙医，牙医会把痛的牙齿打开一个小孔，里面发炎产生的物质就可以排出来，压力得到释放，疼痛立即就缓解了。

第二，智齿冠周炎。智齿是第三恒磨牙，又被称为"尽头牙"，上下左右均可能长，有人会长出4颗，也有人一颗都不长。智齿冠周炎常发生在下颌，表现为后牙区牙龈肿痛，严重者喉咙痛、口臭、张不开嘴、无法进食、脸肿。

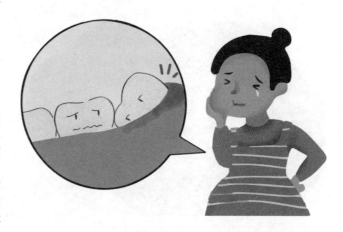

"为什么智齿老是发炎？"

"因为智齿通常都长得歪歪扭扭或只能长一部分出来。"

"为什么智齿不能像其他牙齿一样正常地、美美地长出来？"

"因为现代人的食物精细化，和祖先相比，我们的骨头越来越小，下巴越来越小，脸越来越尖，于是没有空间给尽头牙了。"

长不出来的智齿有的露出尖尖角，剩余部分埋伏在牙龈里像一颗定时炸弹。牙齿周围覆盖着一圈牙龈，牙龈与牙齿之间形成"口袋"，有利于细菌繁殖。加上智齿的位置在牙弓的尽头，刷牙时很难刷到，常常被遗漏，于是智齿周围成了藏污纳垢的地方，当抵抗力下降或细菌繁殖过多时，就容易发生智齿冠周炎。

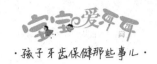

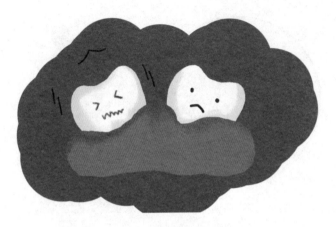

孕妈由于雌激素、孕激素水平的变化，牙龈更容易充血肿胀，敏感性升高，对比同等量细菌感染时，症状较孕前更为明显、严重。

如果智齿发炎了，在家可以怎么做？

保持口腔清洁，可用淡盐水或漱口水漱口。

BUT!

这些措施往往都无法清除"口袋"里面的东西，因此治疗智齿冠周炎最关键的是需要医生给予局部冠周冲洗，将智齿周围"口袋"里的细菌、脓液等冲洗出来，才能明显缓解局部炎症，一般不需要服药，必要时可根据医嘱服用一些消炎药，待宝宝出生后再将智齿拔掉。

尤其要注意，智齿冠周炎严重起来可以危及生命，千万不能掉以轻心。当智齿冠周炎感染扩散，引起间隙感

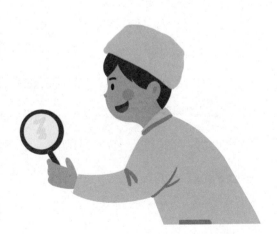

染时，由于孕期的特殊情况，医生在治疗和用药方面存在很多顾忌、受许多限制，治疗难度急剧升高，若感染不受控制，进一步发展，严重时可危及孕妈和宝宝的生命。这可不是危言耸听，每年医院都有听了让人瑟瑟发抖的故事，如果发生智齿冠周炎，请孕妈及时就医，获取专业帮助。

如何避免孕期牙痛呢？和上一节说到的一样，在备孕期就应该去拜访牙医，做好准备！

5. 孕妈感觉牙齿敏感怎么办？

很多孕妈在孕期感觉牙齿对冷、热、酸、甜更敏感了，这一现象与多种因素有关。

例如，怀孕后饮食习惯的改变，有些孕妈变得喜食酸，或喜食甜。有的孕妈孕吐严重，相信呕吐过的人都对胃酸带来的刺鼻、酸牙的感受记忆犹新吧。这些酸性物质的增多，可直接酸蚀牙齿表面。甜食会被口腔中的微生物分解，产生大量酸性物质腐蚀牙齿表面。这些酸性物质可使牙齿表面脱矿，引起牙本质敏感或使牙齿更易患蛀牙。

当牙齿敏感时，首先需要排除是否患有蛀牙。此外，食用酸性物质后应及时用清水漱口，吃完饭、甜品或零食后应及时刷牙。

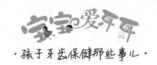

需要注意的是，食用酸性物质或孕吐后不能立即刷牙。因为牙齿表面被酸蚀后会发生脱矿，变得粗糙、脆弱，此时用牙刷机械性地磨耗，易把牙齿表面刷掉薄薄的一层，虽然这一层薄到看不见，但日积月累，牙齿表面就会出现明显的磨损。

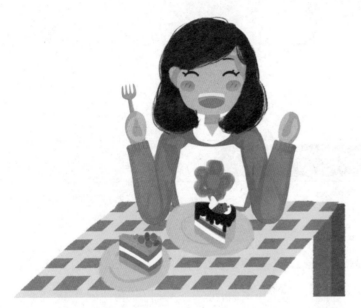

对于喜食甜食的孕妈，适量的甜食是完全可以的，只要清洁好口腔，就可将甜食对牙齿的伤害降到最低。现在市面上已有很多产品使用代糖来代替蔗糖，让人可以在享受甜味的同时减少能量摄入、预防蛀牙。这对于爱吃甜食的孕妈来说，又多了一些选择。

若牙齿敏感发生较频繁，但经医生检查后没发现蛀牙，那么可能原因就是牙本质敏感，这时候可以使用脱敏牙膏，敏感严重的可以请医生进行脱敏治疗。

6. 准备怀孕，如何做一名口气清新、清风自来的健康美妈？

看了前述那么多孕期口腔疾病给孕妈和宝宝带来的不利影响和潜在危险，各位准妈妈的备孕准备日程上是否增加了一项孕前口腔检查呢？

我们根据临床上常见的孕期口腔问题给备孕妈妈提出以下几方面的建议：

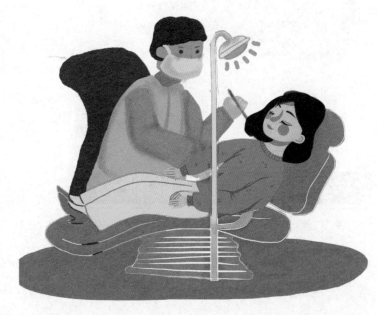

（1）提前1-3个月进行口腔检查。若涉及就诊医院不易挂到号、蛀牙较多或者有容易发炎的智齿等问题，则需要提前到6个月左右。

（2）治疗活跃性龋坏，就是把蛀牙都及时修复。龋坏严重的牙齿可能需要接受根管治疗，根管治疗通常需2-4周。

（3）拔除没有功能的、阻生的智齿。若拔除双侧智齿则需要间隔至少2周

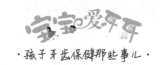

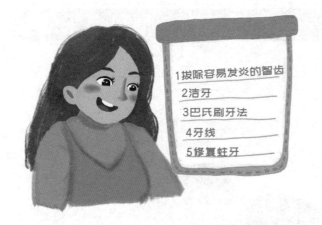

1 拔际容易发炎的智齿

2 洁牙

3 巴氏刷牙法

4 牙线

5 修复蛀牙

时间，恢复的时间也要更久一些。

（4）全口洁牙。若患有牙周病，应根据医生建议，必要时进行龈下刮治。

（5）学习正确的刷牙方法，掌握牙线的使用方法。

做到以上几点，就可以做一个口气清新、健康自信的美妈啦。So easy！

7. 坐月子到底能不能刷牙？

老祖宗流传下来的坐月子规则一大堆，卧床休息、不洗澡、不洗头、不刷牙、天天喝鸡汤、狂吃鸡蛋，等等。以前有这些要求是由于当时生活条件差，洗头、洗澡稍不注意就会着凉，从而引发身体一系列不适，这些被归咎于月子病。如果处于21世纪的我们还按这一套来，那生活水平和知识水平岂不是白提升了么？

老一辈认为坐月子期间不能刷牙，否则会造成日后牙齿松动，这是没有科学依据的。孕妈在生产宝宝的过程中已经消耗过多体力，抵抗力降低，身体变得虚弱，容易被病菌入侵导致感染，加上坐月子期间吃得特别丰盛和滋补，若再不刷牙，口腔简直就成了培养细菌的温床，细菌会疯狂滋生，导致牙周炎症持续加重，最终反而增加牙齿松动、脱落的概率。

根据前述介绍，我们知道孕期很容易发生妊娠期牙龈炎，或原有牙周病的快速加重，所以老祖宗发现的坐完月子牙齿松动，可能正是孕期未受控制的牙周炎症导致的牙齿松动，而刷牙则背了一个大大的黑锅。

所以，坐月子肯定是要刷牙的！而且必须好好刷牙！

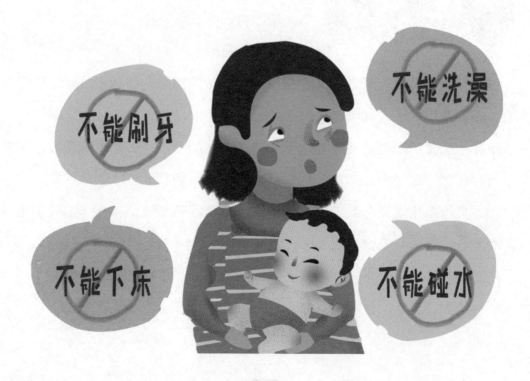

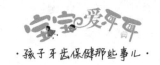

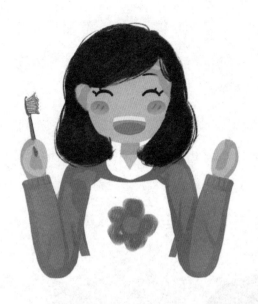

那用什么牙刷？如何刷呢？

市面上出现了专供产妇使用的月子牙刷，它的存在也不能完全说是错，但它确实没什么特别的功能，它本身就是普普通通的牙刷而已。

由于孕期激素水平变化，牙龈易肿胀发炎，变得松软脆弱，易出血，而坐月子期间激素的影响并未完全消退，牙龈仍需要悉心呵护。

选择牙刷时需要选择软毛牙刷，刷牙时手法要轻柔，切忌用硬毛牙刷使劲横刷，不要像伐木工人砍树一样去"锯"您的牙齿。

市面上的月子牙刷其实就是软毛牙刷，只是加上了月子牙刷的名号。购买牙刷时，注意看包装上的印刷，判断是软毛、中毛还是硬毛。软毛牙刷对牙齿伤害小，且可以用来刷牙龈。它的唯一缺点是清除菌斑效率不高，需要多用些时间和耐心。每天早晚要有效刷牙三分钟哦！

最重要的是，从坐月子开始，就要和宝宝一起做好口腔健康管理哦！

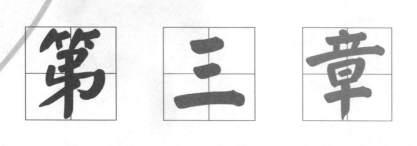

第三章

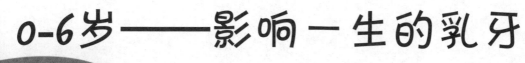

0-6岁——影响一生的乳牙

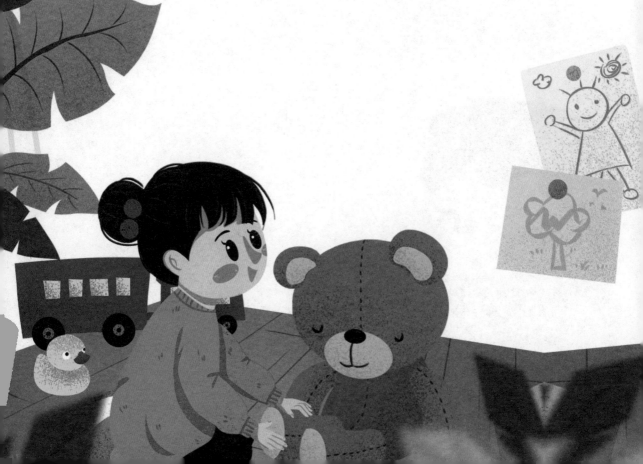

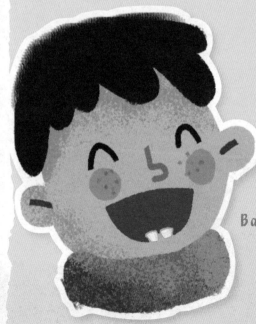

BaoBao Ai Yaya—Haizi Yachi Baojian Naxie Shir

1. 宝宝的牙齿是什么时候开始发育的?

绝大多数妈妈都会说出生后六七个月吧。其实六七个月只是乳牙萌出来，爸爸妈妈能在宝宝嘴里看见牙齿了，但牙齿看不见的发育还要早得多。

这个人体最坚硬的结构可不是一两日构建完成的。

乳牙萌出前，就已经在牙床中经历了漫长的发育和矿化过程，乳牙从孕期4周开始发育，几乎贯穿怀孕的全过程。宝宝出生后乳牙还将继续发育，直到萌出。完全萌出后埋在下面的牙根都还在继续发育，这个过程是不是相当漫长呢?

您知道吗? 不止乳牙，孩子6岁左右才开始萌出的恒牙也是早在妈妈肚子里时就开始发育了喔! 是不是好神奇?

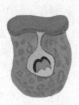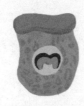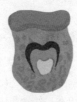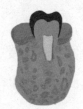

（牙齿从胚胎期发育到萌出）

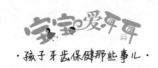
所以妈妈的孕期营养将影响孩子一生的两副牙齿。如果妈妈在孕期不能做到营养均衡，宝宝的牙齿"种子"就可能发育不良，以致以后出现釉质发育不良、易患蛀牙等现象。

为了避免宝宝将来长出"丑小牙"或者容易长蛀牙，孕期妈妈应该多吃些什么呢？很多妈妈认为牙齿主要成分是钙，补好钙就可以让宝宝拥有一口好牙。其实这个认知不完全正确。

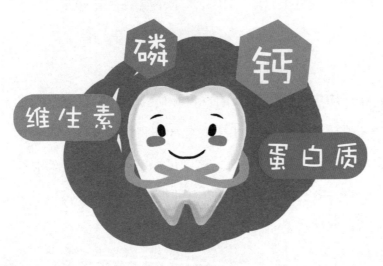

牙齿发育需要的营养包括钙、磷、蛋白质、维生素等，这些营养组合在一起才能形成宝宝结实光亮的牙齿，因此营养补充一定要做到全面、均衡，不要挑食，也不要特别专注补充某一项营养而忽略了其他营养的均衡。除了注意营养，一些影响牙齿发育的药物，例如四环素类药物，在孕期是需要禁用的。

要想孩子牙齿好，孕妈们的孕期营养还真不能掉以轻心啊！

2．孩子出生后牙床上长出的白色小疙瘩是牙齿吗？

不是牙齿。

有的妈妈发现新生儿的牙床上会出现类似牙齿的白色或灰色的球状物，米粒大小，可出现一个、数个至十个，以为是孩子长牙了。其实这不是牙齿，而是在牙齿发育过程中，口腔黏膜上皮细胞增生、增厚，形成板状，并按照颌骨牙床的形状弯曲成马蹄形，俗称"马牙"或"板牙"，医学上称为"上皮珠"。

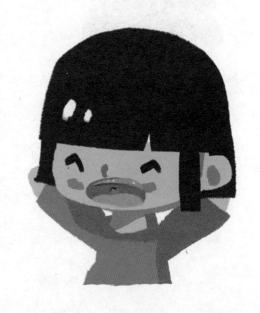

上皮珠是牙板上皮剩余形成的角化物，并非真正的牙齿，一般无需治疗，经进食、吸吮时的摩擦，就可自行脱落，对口腔、颌面部的发育和健康也没有任何影响。

新手妈妈们千万不要用针挑或用毛巾擦，否则容易损伤孩子口腔黏膜，造成感染。

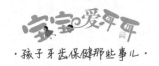

3. 有的宝宝出生就有牙是怎么回事？

和上皮珠不同的是，有的宝宝出生时就真的长了两颗小牙齿，这种出生就有牙的现象在医学上叫"诞生牙"，一般在下门牙那里出现。原因还有待科学

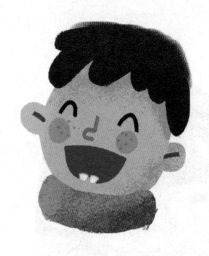

家们探索，但是绝对不是什么"长大要贪吃"之类的迷信现象，或者是怀孕的时候吃了什么奇怪的东西而产生的。如果非要找个由头解释，那可能和贾宝玉有点类似，都是衔通灵宝玉而诞。

诞生牙多数是早萌的乳牙，少数是多生牙。

由于萌出太早，多数牙根尚未发育，诞生牙常常是松动的，有可能在哺乳时脱落被婴儿吸入气管而造成危险，故应及时拔除松动明显的诞生牙。如果松动不明显，仅需要观察。爸爸妈妈们不要自行处理，一定要去看儿童牙医。

4. 宝宝出牙时会有哪些表现？

宝宝6个月左右，乳牙就开始萌出了，有的孩子乳牙早在4个月就蠢蠢欲

动，而有的孩子要等到1岁左右，妈妈们不要太着急。

牙齿萌出是宝宝成长的第一关考验，也是对新手妈妈们的考验之一。有的宝宝会有牙龈红肿疼痛、脾气变差、爱哭闹、胃口不好、爱流口水、爱啃玩具或咬妈妈乳头等现象，有的宝宝还会出现低热现象。当然，也有很多宝宝没有什么特殊的反应就平稳地度过了出牙期。个体差异还是很明显的。

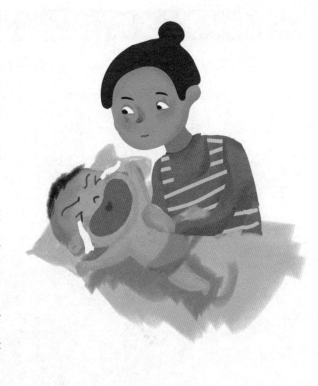

我们可以用一些方法帮助宝宝更舒服地度过出牙期，比如用干净的湿纱布缠绕在手指上，帮助宝宝按摩牙龈，或者买专门的磨牙棒，让宝宝觉得更舒服一点。

夏天，记得及时帮宝宝擦掉口水，勤换口水巾，免得下巴上长湿疹。如果出现低热现象，可以多给宝宝喝水，一般来说可以自行缓解。如果发高烧，那可不是长牙的问题哦，就要咨询儿科医生了。

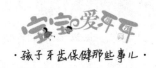

5. 乳牙共有多少颗？乳牙萌出有顺序么？

　　宝宝的乳牙一共有20颗。由于个体差异，有的宝宝在4个多月就萌出了第一颗乳牙，而有的宝宝则可能会更晚一些。

　　宝宝在3岁左右，20颗乳牙就全部长齐了。每个宝宝长牙齿的顺序可能存在一定的差异，所以妈妈们不必太担心宝宝乳牙的萌出顺序。下图大概表示了乳牙的萌出顺序。

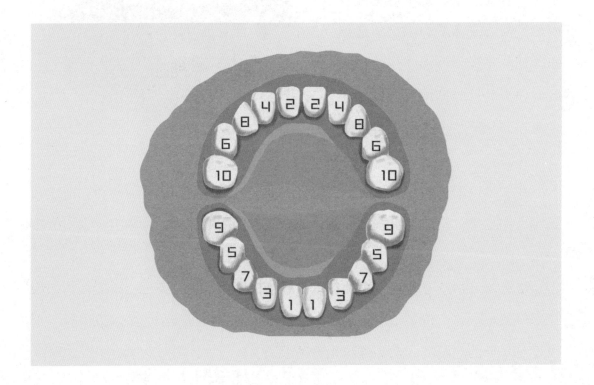

6. 乳牙之间有缝隙正常么？

乳牙之间普遍存在缝隙。有些孩子乳牙萌出时即出现缝隙，也有些孩子到了4、5岁才出现缝隙。随着孩子年龄的增加，乳牙缝隙出现、变大，这是正常也是非常好的现象，因为乳牙有缝隙可以为将来恒牙萌出留出足够的空间。

乳牙有20颗，小小的。恒牙有28-32颗，大大的。如果乳牙牙列间无明显缝隙，恒牙长出来以后就会拥挤，需要牙列矫正的几率就上升了。

那怎样做才能让孩子的乳牙之间有足够的缝隙呢？

孩子2岁左右就可以在家长的监护下，和家长吃一样软硬程度的食物了，这对刺激孩子的颌骨发育和牙齿发育都有好处。只有当颌骨发育足够了，恒牙才有足够的位置长出来并排列整齐。

我们建议爸爸妈妈给孩子的食物不要过于细软，多给孩子吃一些有些硬度的食物，比如莲藕、芹菜等。给孩子吃水果时，不要把水果切成片，更不要打成汁，多鼓励孩子学着自己咬。

要记住，多咀嚼有些硬度的食物才可以刺激颌骨发育，为整齐的恒牙排列创造条件，为颜值加分。

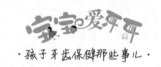
7. 孩子什么时候开始换牙?

孩子在5-6岁就可能开始换牙了。有的孩子早些,有的孩子晚些,家长不必着急。

家长需要注意的是,并不是所有的恒牙和乳牙都是——对应替换的,六龄

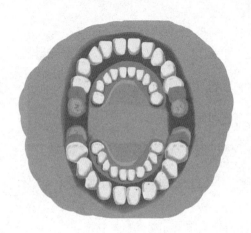

牙,就是孩子嘴里萌出的第一颗恒牙,就是新长出来的。因为六龄牙的位置靠后,很容易被孩子和家长忽视,有时候坏了都不容易被发现。家长要及时带孩子去做窝沟封闭,保护这颗牙齿。

上下排最后两颗粉色和灰色的恒牙都是新长出来的哦,不是替换的。

8. 乳牙没掉恒牙就冒出来了,应该怎么办?

"哎呀,我儿子的乳牙还没掉,怎么里边好像就已经开始长牙了?医生您快帮我看下这是怎么回事啊?"

幼儿园高年级学生和小学低年级学生的父母们,你们是不是常常听到身边

朋友说到这个话题？

先搞清楚为什么会发生这种事情。

问：乳牙为什么自己不会掉呢？

答：原因有两个，来对号入座吧。

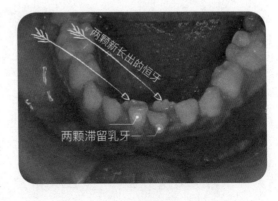

（1）东西吃得太软了！颌骨需要咀嚼刺激，才能发育得好。乳牙的牙根在关键时刻——就是该掉牙的时候才可以被牙槽骨吸收，如果乳牙牙根没有被吸收，坚挺如故，就肯定不会自己掉了。

（2）可能乳牙有龋坏但没有得到及时治疗，或者有牙外伤导致牙髓坏死，此时炎症会导致乳牙的牙根粘连，相当于乳牙牙根已经"阵亡"了，但没有被吸收掉，乳牙就会巍然不动。

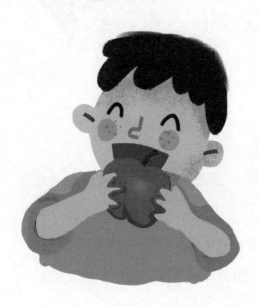

如果遇到这种情况应该怎么办呢？现在有几个选择。

（1）换牙期给孩子每天啃个苹果或者脆桃子之类有点硬度的水果。注意，是让孩子啃哦，而不是家长切成一片一片的拿给孩子吃。最好的换牙水果就是甘蔗！

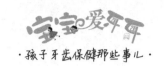

把甘蔗砍成小段，让孩子直接啃，特别有效果。

（2）如果新牙长出来了，乳牙还没掉，就赶紧拔了吧！

终极目标：把阻挡恒牙萌出的乳牙拔掉，以免以后恒牙越长越歪。

对于还没有到换牙期的宝宝，还有机会避免这种情况。那就是加强咀嚼，加强咀嚼，加强咀嚼！

平时多给孩子吃些有硬度和富含粗纤维的食物，不要怕孩子把牙齿"吃"坏了。牙齿就是拿来咬东西的，不咬硬东西，咀嚼不够，颌骨骨量就长得不够。如果骨量不够，这些大牙齿就没法好好排列了，以后牙齿长不整齐的几率就会增加，做复杂正畸的几率就会加大。

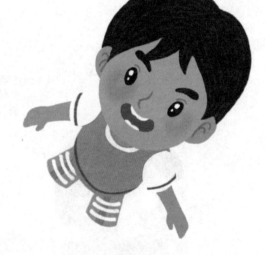

另外，不要怕吃东西吃多了脸大，脸大脸小主要是遗传问题，现在普遍的问题是颌骨发育不足而导致牙列拥挤。

牙齿健康不仅仅是指没有蛀牙，还要排列整齐。排列整齐的意义不仅仅在于好看，增加颜值，还有利于用牙刷把牙齿的犄角旮旯刷干净，让口腔更卫生。

9. 唇系带短，什么时候处理？

什么是唇系带？

上唇系带是位于两颗正中门牙之间牙根部的牙床上，与上唇内侧黏膜连在一起的一根细薄的带状物。唇系带在胚胎时期都比较粗大，为上颌骨左右侧的分界线。

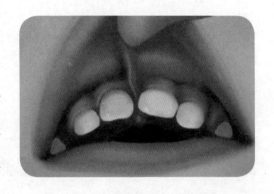

宝宝出生后，随着牙齿的萌出及颌骨的发育，唇系带渐趋退缩。如果唇系带未退缩，而仍长在原来的位置上，在两颗正中门牙之间就会形成裂隙，致使两个正中门牙靠不拢。如果不及时纠正，不仅会影响孩子的发音，还会影响到其他牙齿的正常萌出，造成牙列不齐。

什么情况下需要修整唇系带？

恒牙上门牙长出来之后，如果上唇系带还在两颗门牙中间，甚至越过上门牙到了内侧，导致两颗门牙之间有缝隙，或者牵拉牙龈造成了牙周疾病，就需要修整一下。

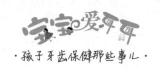

如果上唇系带太短，微笑时上嘴唇肌肉紧张导致红唇外翻，影响孩子的容貌和心理，也可以修整一下。

若上唇系带太短，和上唇之间形成了一个难以清洁的三角空间，导致吃东西之后，食物老是停留在三角区，也需要修整一下。

现在口腔医学界还有一种观点，就是异常的唇系带附着可能会影响牙齿的发育，应该及早修整。爸爸妈妈遇到此类问题时，还是建议找牙医咨询，根据具体情况尽早处理。

10. 舌系带短？剪不剪？

舌系带，就是翘起舌头时连接在舌头与口底的那条薄条状组织。

舌系带过短，四川话俗称"绊舌"，也有地方称为"大舌头"。其实舌系带过短的情况并不是我们想象中的那么常见。

正常情况下，新生儿的舌系带本来就是延伸到舌尖或接近舌尖的。在发育过程中，舌系带逐渐向舌根部退缩，到2岁以后舌尖逐渐远离舌系带，舌系带看起来就不短了。

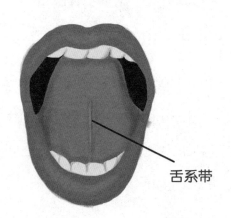

舌系带

哪些情况属于舌系带短？

①正常舌系带可以使舌头活动自如，舌尖能自然伸到嘴巴外面，或可舔到上牙龈。如果舌头不能正常伸到嘴外，或向上翘起不能接触上唇，则属于舌系带短。右图中的宝宝舌系带就比较短，但他并不是刚出生的宝宝，而是牙齿都长满了的宝宝，至少已经四五岁了。

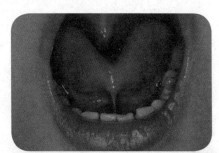

②舌头前伸时舌尖因被舌系带牵拉而出现凹陷，呈严重的W形，属于舌系带短。

需要给妈妈爸爸们强调的是，有时候您认为的短或者和别人家孩子比起来觉得有点短的不一定是真的短，请一定去找专业的儿童牙医判断。

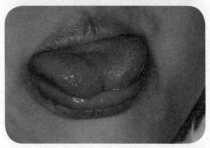

如果您真的觉得宝宝舌系带就是短，就是想剪，那先要知道是不是所有的"舌系带短"都需要剪。

不是的！

舌系带的发育是一个渐进的过程，宝宝早期舌系带常位于下颌前牙舌侧牙

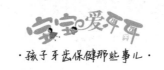

根处，随着宝宝牙齿萌出，以及舌头的运动和功能加强，舌系带会逐渐后退，如果不引起严重的并发症则不主张早期处理。父母要做的就是定期带宝宝去做口腔儿童保健，请专业的儿童牙医判断。

出现哪些情况时需要剪舌系带呢？

①宝宝的舌头前伸时，舌系带与下前牙摩擦导致溃疡时，要剪！

②过短的舌系带影响宝宝吮吸进食，导致哺乳困难，可表现为新生儿吸吮无力，消瘦；哺乳时妈妈乳头红肿发炎、剧烈疼痛时，要剪！

③舌头前伸时舌尖呈大W：舌头无法伸出嘴唇，舌尖受舌系带牵拉，呈W形，影响进食和说话时，要剪！再次强调，应该请专业牙医判断，不要自行判断。

④舌头前伸时舌尖呈中W：舌尖可以伸出嘴唇，但舌尖呈现较明显的W形时，视情况而剪！

很多家长总将孩子发音不准、吐字不清归结为舌系带过短，于是让它背黑锅多年。其实，发音不准的原因很多，舌系带过短只是其中之一。根据Sander（1972）的统计，对于有些音（如p，b，m），2-3岁前就能学会，而对于另一些音（如l，s，z等），可晚至8岁。只要排除了器质性问题，对于4-5岁时仍发不清楚一些较晚习得音的孩子，不需要过于担心，更不必剪舌系带。舌头前伸时舌尖呈中W的宝宝，若有发音不清楚的问题，首先应排除牙齿、口腔、鼻窦等发育不良和疾病。学语期间宝宝的大脑语言中枢尚未成熟，加上语言环境、发音与听觉功能、智能发育等因素的影响，说话发音不准很正常，大多数孩子都会经历从说话不清楚到能准确表达的过程，一般在4岁以后会逐渐吐字清晰。排除器质性病变后，可通过一些语音训练改善孩子发音问题。若宝宝发卷舌音困难，经过规范的语音训练后无法改善时就需要剪舌系带！

⑤舌头前伸时舌尖呈小W：伸舌可到下嘴唇和下巴中间的位置，但舌尖略呈W形时，不用剪！

总结：一般来说，到孩子4-5岁时才能确认是不是需要剪舌系带。在实际情况中，一些宝宝在一出生时就剪了舌系带。如果已经剪了也没必要担心，刚出生的孩子还不会很痛苦或者不配合。如果宝宝已经2-3岁了，家长觉得他舌系带短，对比了上述的描述还是不放心，就应该请专业的儿童牙医帮助判断。

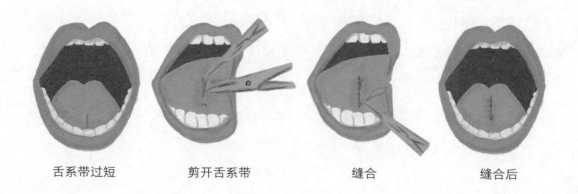

舌系带过短　　　剪开舌系带　　　缝合　　　缝合后

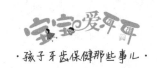
11. 小朋友晚上睡觉时牙齿"打架"怎么办？

孩子晚上睡觉时牙齿"打架"的现象，俗称"夜磨牙"（学名磨牙症），是指孩子在睡眠或醒着时有意识或无意识地上下牙齿紧咬或磨牙，发出轻微的"咯咯"声。这种习惯如果比较严重，且持续一定的时间可导致乳磨牙的磨损，使牙冠高度降低，导致咀嚼效能下降。

磨牙症的产生很有可能与心理因素、咬合因素以及肠道寄生虫、缺钙、胃肠功能紊乱等因素有关系，所以宝妈们一旦发现小朋友有这种习惯，一定要及时到牙医处就诊排查。

12. 我的孩子变丑了？人见人嫌的"丑牙期"

当孩子开始从乳牙换成恒牙的时候，有的家长发现孩子的几个大门牙长出来后很大、很丑，简直无法直视。有的家长会觉得孩子的上门牙之间的缝隙很宽，疑惑两颗尖牙怎么歪到一边去了，下门牙怎么都挤到一块儿了。

其实，这一时期在儿童口腔医学上被称为替换牙齿时的"丑牙期"，有一部分孩子的牙齿可能随着年龄的增加、牙槽骨的生长自行调整，排列整齐。也有一些孩子需要儿童牙医来判断是否需要进行早期干预。

当家长无法自行拿捏的时候，定期看儿童牙医是一个非常好的选择。随着年龄的增加，孩子的颌骨也在不断地发生变化。儿童牙医可以告诉家长哪些孩子需要矫正，哪些可以暂时观察，哪些可以在换完牙齿以后再来矫正。可以说，孩子的颜值和家长的选择是有非常大的关系的。

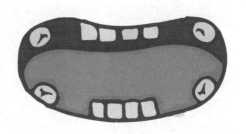

13．小朋友的生长发育、学习成绩与口呼吸的关系

常见的一些呼吸道疾病，如扁桃体炎、腺样体肥大、慢性鼻炎，会导致鼻咽呼吸通道堵塞、阻力增加或者呼吸不畅，孩子必须张开嘴巴辅助呼吸。这样易导致孩子形成口呼吸这一不良习惯。

长期的口呼吸对颅面发育具有严重的不良影响，易导致形成典型的"口呼吸面容"。口腔干燥，上唇短厚、翘起，牙齿排列不整齐、咬合不良，硬腭高拱，牙弓狭窄，上切牙突出形成龅牙等，都是连锁反应。口呼吸还会影响孩子的睡眠质量和注意力，导致孩子的发育和学习成绩受到影响，所以当家长发现孩子有张口呼吸的睡眠习惯时，就需要及时前往儿童牙医处咨询是否需要进行早期干预。

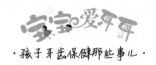

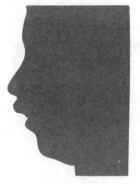

口呼吸侧面 鼻呼吸侧面

在这里给大家介绍一个简单的方法来判断孩子是口呼吸还是只是张嘴睡觉。家长可以把一面小镜子放在孩子的鼻子和嘴巴之间，镜面分别朝上和朝下做一次测试，通过观察镜面上的水蒸汽来判断孩子是用鼻子呼出的气多，还是用嘴巴呼出的气多。如果是鼻子呼出的气多，那就不用过分担心，也不用戴口腔矫正器。

一般孩子3岁时，家长如果严重怀疑孩子是口呼吸，而自己又无法判断，可以到儿童牙医那里予以确认。

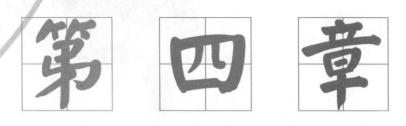

第四章

家庭护理——口腔好习惯养成记

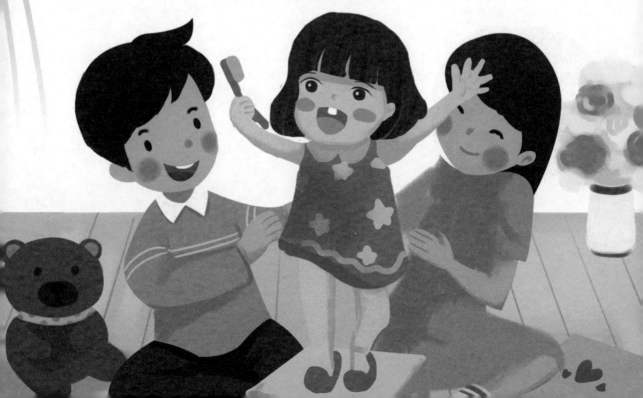

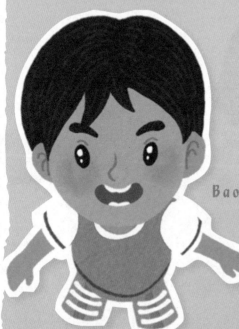

BaoBao Ai Yaya——Haizi Yachi Baojian Naxie Shir

1. 妈妈应该从什么时候开始给宝宝清洁口腔？怎么清洁？

当宝宝出生以后，就应该给宝宝清洁口腔了。

需要这么早吗？答案是肯定的，开始越早，宝宝越适应。

白天当宝宝喝完奶之后，可以喂宝宝一小口清水让他口腔保持清洁。虽然纯母乳喂养的孩子在6个月前不推荐喝水，但是出于口腔清洁的目的，可以喂宝宝一小口清水让他感受到这种口腔里清爽的感觉。

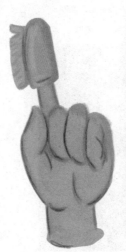
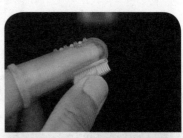
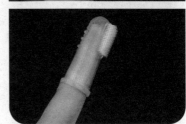

每天早上和晚上，可以用干净的纱布缠绕在手指上，轻轻地擦拭宝宝的牙龈，温柔地

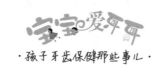

按摩一下，一是帮助宝宝清洁口腔，二是安抚出牙的宝宝，让他的出牙期更容易度过。如果宝宝咬您的手指，那就让他咬咬吧，毕竟您的手指比牙咬胶更容易让他感觉舒服和放松。如果实在不能坚持每天清洁口腔两次，那就至少保证晚上睡前清洁一次。

当宝宝长出第一颗牙齿，就意味着蛀牙随时可能发生了。妈妈这时可以使用指套牙刷帮助宝宝刷牙。早点开始刷牙，可以让宝宝在更大一点的时候，不会"反抗"得那么厉害。

2. 什么时候开始给宝宝用牙刷和牙线？如何用？

上一节说到，当宝宝长出第一颗牙齿的时候，就可以给宝宝使用牙刷了。

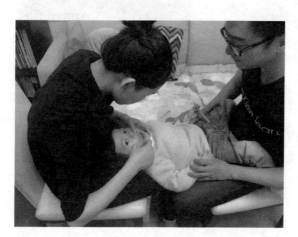

刚开始，可以尝试用指套牙刷为宝宝刷牙。当宝宝长了更多的牙齿，就可以给宝宝用分龄的小牙刷了。记得，您需要帮助宝宝刷牙直到他6、7岁。

当宝宝还无法站立时，您就可以按照图上的姿势给他刷牙。把他的头放在您的大腿上，用您的小腿轻轻的压住他的手，这样他就不会动来动去了，或者一人扶住宝宝的头，另一人轻轻握着宝宝的手。

当宝宝习惯了您帮他刷牙，您就可以采取其他更舒服的姿势帮他刷牙了。宝宝刷牙可以不必非要固定在洗漱台旁边。床上、凳子上……只要让您和宝宝觉得舒服的地方都可以。

当宝宝可以站立了，他也习惯了您为他刷牙，您就可以站在宝宝身后或侧面，对着镜子帮他刷牙。

为宝宝刷牙是一件需要长期坚持的事情。

刚开始，大部分宝宝都不愿意刷牙，您可以耐心地让他自己有足够的时间咬咬牙刷、玩玩水或者"假装"刷牙，但是最后一定要用温柔、坚定的语气告诉宝宝，需要帮他清洁牙齿。

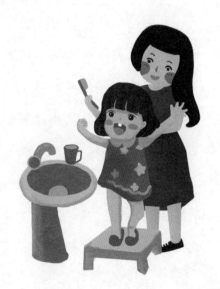

同时，您还可以配合用一些动画片人物一样的声音，告诉宝宝：如"细菌怪物来啦，要用牙刷武器赶走细菌""快看，我看到了一只

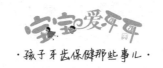

蛀牙虫在牙齿里"之类的，尽情发挥想象吧，享受刷牙亲子时光。

当宝宝长出两颗牙齿，有牙齿邻面接触时，就可以给宝宝使用牙线了。

扫码观看
学习牙线使用方法

牙刷可以清洁牙齿的外面（唇颊面）、里面（舌腭面）和咬合面，但不能清洁到牙齿的邻面，使用牙线是清洁牙齿邻面的好方法，可以预防宝宝邻面龋的发生。

3. 给宝宝刷牙用不用牙膏？用什么牙膏？怎么用？

要根据宝宝的患龋风险，就是患蛀牙的风险来确定。判定患龋风险有若干个指标，需要儿童牙医来判断。

如果宝宝是低龋风险的（就是不容易长蛀牙的），3岁之前可以不用含氟牙膏。如果宝宝被判断为高龋风险（非常容易长蛀牙）或中龋风险，那就推荐使用含氟牙膏。

事实上，2015年我国开展了第四次全国口腔健康流行病学调查，结果显示，我国3岁组、4岁组和5岁组儿童的患龋率分别为50.5%、63.0%和70.9%。因此我们推荐我国大多数6岁以下的小朋友使用含氟牙膏。

从国外的情况来看，美国儿童牙医协会也推荐所有的儿童使用含氟牙膏，3岁以下使用米粒大小，3-6岁使用豌豆大小。要教会孩子刷完牙后尽量把牙膏吐出来。

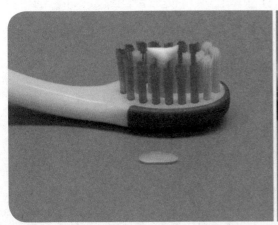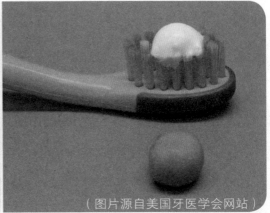

（图片源自美国牙医学会网站）

4. 牙齿的好朋友——氟

氟是一种天然元素。氟在蛀牙狙击战中的地位毋庸置疑，含氟牙膏是一种最常见的防龋制剂，可以增加牙齿的抗龋病能力，抑制釉质脱矿、促进早期龋再矿化、延缓龋病的进展、抑制致龋菌的生长代谢、减弱细菌和碳水化合物作用形成的"酸"对牙齿的腐蚀作用。总之，适量的氟是牙齿的好朋友。

对于牙齿仍处于生长发育和矿化阶段的儿童及青少年来说，应用氟化物防龋具有重要意义。合理使用氟化物，再配合健康的饮食和良好的口腔卫生习惯，龋坏风险可大大降低。

在一些国家的低氟地区，蛀牙预防专家（口腔公共卫生专家）往往建议在自来水中添加氟。美国多项研究表明，社区氟化水可使牙齿的龋坏风险至少降低50%。这就意味着越来越少的孩子在成长过程中出现蛀牙。氟还可以添加在牙膏、漱口水、凝胶、抛光膏等诸多口腔产品中。

儿童牙医在给孩子使用氟化物前会综合考虑各种因素，比如孩子的年龄、患龋风险、饮食中本身所含氟化物的量等。不同婴儿配方奶中有不同含量的氟化物。瓶装水、滤过水或井水中也都含有一定量的氟化物。儿童牙医会帮助确认孩子摄取的氟化物是否足量或是否超标。

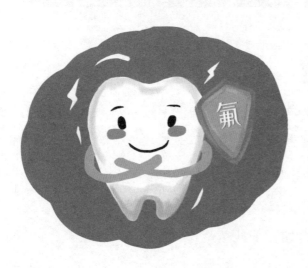

使用氟化物预防蛀牙或控制蛀牙，已被证明是安全且有效的，但需要注意的是，含氟产品不要放在孩子能拿到的地方。过量的氟会导致恒牙出现过度氟化，表现为不明显的白色小斑点或细小条纹状的氟斑，通常不容易被注意到。比较严重的氟中毒会使牙釉质上出现棕色凹陷。是否发生氟中毒主要取决于摄入氟化物的量、持续时间和频率。对于有氟斑的牙齿表面，可通过一系列口腔美容治疗来改善。

局部涂氟是在牙科诊室使用氟化物防龋的主要方式。美国儿童牙医协会推荐6岁以下的儿童在诊室使用5% NaF涂料。每年至少两次诊室涂布5% NaF涂料后，乳牙龋和年轻恒牙龋的患病率可以分别降低37%和38%。每位儿童仅使用0.3-0.5ml涂料（3-11mg氟离子），远远低于5mg/kg体重的可能中毒剂量，保证了安全性。

因此，建议爸爸妈妈们定期带孩子去儿童牙医那里检查和涂氟，预防蛀牙的发生。

5. 叫停躺着吃奶！

您是不是常常让宝宝躺着吃奶？有些妈妈在带娃很累的情况下，直接把娃往沙发上或者床上一丢，把奶瓶一递就让宝宝自己躺着吃奶。我们理解妈妈们想挤出一点点宝贵的空闲时间的想法。这样虽然减轻了妈妈的负担，但长期这样做是有风险的，因为躺着吃奶可能会对孩子的颌面部发育造成不良影响。

躺着吃奶时，孩子的下颌会不自觉地前伸来兜住奶嘴用力吸吮，久而久之就容易形成"地包天"，也就是下牙长在上牙的外面。排除遗传因素，现在大

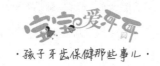

部分的"地包天"都是不良喂养姿势造成的。

正确的喂养方式应该是竖抱儿童，斜45°，如下图。

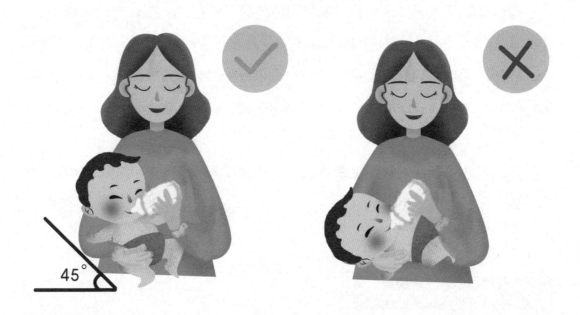

6. 母乳喂养会导致蛀牙吗？应该怎么正确喂夜奶？

母乳是婴儿最好的食物。母乳喂养有助于婴幼儿全身营养吸收和健康发育，并可显著降低婴幼儿包括龋病在内的急性或慢性病发生的风险。

有的孩子长了蛀牙，妈妈带去看牙医的时候，有些医生会建议妈妈断了夜奶。很多妈妈因此而内疚，怀疑是不是母乳让孩子长了蛀牙。

要了解这个问题，就需要知道蛀牙是怎么发生的。

导致蛀牙发生的因素有很多，最著名的就是"四联因素"。顾名思义，就是4个因素联合起来导致了蛀牙的发生。这4个因素是：

①易感的牙齿。

②致龋菌。

③糖分，包括米、面、馒头、饼干、面包、糖果、饮料等中的糖分。

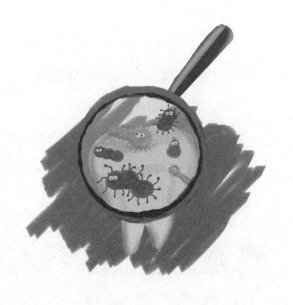

④作用时间。

婴儿刚出生时，口腔里的菌群单一。随着婴儿摄入不同食物，各种细菌开始在宝宝的嘴里"定植"下来，到2岁左右就形成了稳定的口腔菌群生态系统。

这些细菌中，有一些细菌是"好细菌"，有的是"坏细菌"，比如变形链球菌、乳酸菌等致龋菌。当宝宝乳牙萌出后，如果含着妈妈乳头睡觉，或者频繁地吃母乳，又没有及时清洁口腔，母乳中的养分就会被牙齿表面的致龋菌利用，他俩一联合就要代谢出"酸"，"酸"如果长期在牙齿表面不被清理掉，就会让宝宝产生蛀牙。

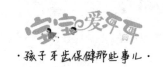

那怎样才能让宝宝既能开心地喝奶又可以保持牙齿健康呢?

科学研究显示,随着辅食的添加,乳牙萌出后微生物在牙面定植,若有夜间不规律的母乳喂养、含着乳头睡觉的习惯(尤其在1岁之后),将会显著增加蛀牙发生的风险。

所以,我们建议在宝宝乳牙萌出后就减少夜奶的次数,喂奶后使用湿纱布擦拭孩子的口腔或者让他喝少量清水,并避免让孩子含着乳头入睡。在宝宝1岁之后,就可以根据宝宝的情况,减少夜奶次数或者戒掉夜奶了(不是戒掉喂奶)。对于配方奶喂养的宝宝,也同样适用以上的方法。

记住:科学喂养才是让宝宝牙齿健康、身体健康的关键。

7. 什么时候需要戒掉奶瓶?

几乎每个孩子都要使用奶瓶,就像大人吃饭都需要用碗一样。用碗吃饭有一些禁忌,比如不能用筷子敲碗啊,不能吃完饭舔碗啊,不能把筷子插在食物里给别人递啊,这些大多数都和礼仪有关,和健康无关。但是宝宝用奶瓶就不一样了,奶瓶使用禁忌往往和礼仪无关,而和健康有关。为了降低宝宝牙齿龋坏风险,使用奶瓶时要注意以下几点:

首先,除了母乳、牛奶和清水,不要用奶瓶装任何其他饮料,比如果汁、糖水之类的液体，避免让宝宝过于依赖奶瓶。

其次，在宝宝12-18个月时，就应该训练宝宝戒掉奶瓶。宝宝6-7个月时已经开始长牙，如果18个月之后继续给宝宝使用奶瓶，就会增加他长蛀牙的风险。

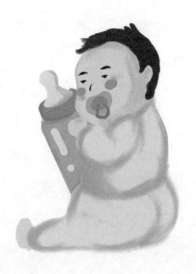

8. 能给孩子用安抚奶嘴么？

婴幼儿吮吸东西是非常常见的现象，因为吮吸东西会让他们有安全感。对宝宝来说，吮吸东西是和外界交流、感知这个世界的一种方式。事实上，在他们还在妈妈肚子里时就开始吮吸手指了。不建议家长在婴儿2岁前过多干预吸吮行为，以帮助宝宝顺利渡过口欲期。

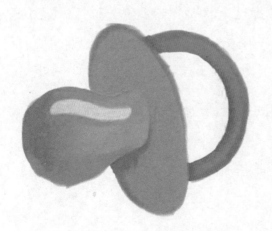

许多孩子在2-3岁时，能自行改掉吮吸手指、奶嘴或其他东西的习惯，但有些孩子在此后很长一段时间仍有这个习惯。这个习惯可能会让这部分孩子的上前牙向外倾斜或不能正常萌出。长时间

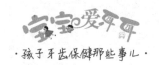
孩子牙齿保健那些事儿

频繁吮吸或已形成定势的吮吸习惯还会影响孩子牙齿的咬合和颌骨的发育。

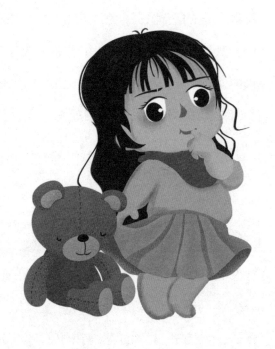

当您带孩子去看儿童牙医时，儿童牙医会仔细检查孩子牙齿萌出和颌骨发育的情况，也会有一套方法来观察孩子是否有吮吸东西的不良口腔习惯。随着孩子年龄的增长，有的孩子可以明白吮吸东西这个习惯可能会带来不良后果，儿童牙医会鼓励他们自己改掉这个习惯，也会告诉他们如果不改掉，会对牙齿和颌骨造成什么样的影响。

在家长的支持下，孩子们会更容易改掉这个习惯。如果孩子3岁后还有这个不良的口腔习惯，就需要介入外部力量，比如使用口腔矫正器等，来帮他们改掉这个不良习惯。

吮吸手指或安抚奶嘴，对牙齿和颌骨的影响是一样的。但是，吮吸安抚奶嘴的习惯相较于吮吸手指更容易戒掉些。

所以，如果非要选，就给孩子一个安抚奶嘴吧。

9．不吃糖，孩子是不是就不会长蛀牙？

要明白如何才能让孩子不长蛀牙，就要先明白蛀牙是如何形成的。上文中我们提到了导致蛀牙的"四联因素"，如下图。

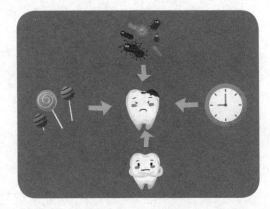

再来复习一次：易感的牙齿，食物中的糖分，致龋菌和作用时间。

不吃糖会不会长蛀牙？今天就要重点来说一说食物中的"糖"。

我们每天吃的食物，比如米饭、面条、包子、馒头、饼干等，它们与糖果都含有同一种成分，这就是糖分。当嘴里的"致龋菌"遇到这些糖分，就会产生"酸"，"酸"在牙齿表面经过一定时间的积累，就会腐蚀牙齿，蛀牙就形成了。

看出来了吧，并不是不吃"糖"就不会得蛀牙。

怎样才能降低患蛀牙风险？

对于导致蛀牙的"四联因素"，我们不求把这些危险因素全部控制住，事实上也没办法全部控制，但只要能控制其中一种或两种，就可以降低蛀牙的发生率。

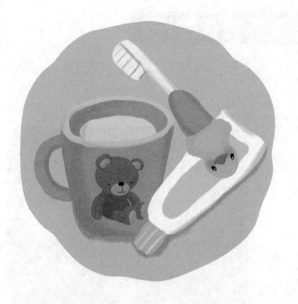

易感的牙齿：打铁还需自身硬，牙齿自己如果不坚固，就容易受到外来侵袭。如何让牙齿更加坚固？孕妈在怀孕初期就要注意补充适当的微量元素，因为宝宝的牙齿早在妈妈肚子里就已经开始发育了，适当的微量元素可以让宝宝未来的牙齿更加坚固。

另外，平时呢，就要让宝宝好好爱护牙齿，使用正确的方式刷牙，定期检查，这些都可以让牙齿更加坚固。

致龋菌：说实话，人类还真无法把这些致龋菌完全消灭。研究显示，即使在洁牙后的清洁牙面上，菌斑在8分钟后也会开始形成，可见致龋菌是有多么强大。孩子生命早期（3岁前）口腔中的致龋菌水平可以影响其一生。如果3岁前孩子口腔中的致龋菌水平较低，孩子这一生得蛀牙的几率就会比较低，这是"3岁看老"的真实写照。

糖分：控制含糖的食品的摄入频率。如果非常喜欢吃糖，建议家长让孩子每天定时吃糖，一天吃糖不要超过3次。一次性吃3颗糖果和分3次吃相比，一次性吃会对牙齿更有利一些。另外，尽量不要吃QQ糖、奶糖等黏性大的糖果，可以吃含木糖醇成分或者有防蛀效果的糖果。当然，不管吃了什么零食，都要记得漱口。

作用时间：就是减少"酸"在牙齿表面停留的时间。饭后、吃完零食后及时用清水漱口都是减少"酸"停留在牙齿表面的好办法。注意，漱口不是刷牙，刚吃过酸性食物马上刷牙反而会损伤牙齿，每天早晚用正确的方式刷牙即可，每次刷牙时间为3分钟。在孩子6、7岁之前，请父母帮助、监督他们进行有效刷牙，有效刷牙可以减缓牙菌斑累积的速度，帮助孩子预防蛀牙。

10. 饮食、零食与牙齿健康

健康饮食是指均衡膳食，即营养供给能够满足孩子的生长所需。均衡膳食主要包括的食物有：水果、蔬菜、谷物、肉类、豆类、牛奶等。

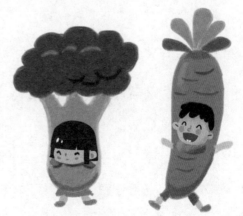

健康的牙齿需要均衡膳食，健康的牙龈也需要均衡膳食。孩子的饮食中，如果食用糖类、淀粉食物的频率过高，孩子长蛀牙的风险就会升高。

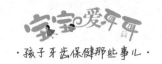

注意孩子的饮食是否有利于牙齿健康生长.

首先，确保孩子的饮食均衡。

然后，检查和控制他们吃含糖或含淀粉食物的频率。含淀粉食物包括：面包、饼干、披萨、部分零食（如椒盐饼、薯片）。

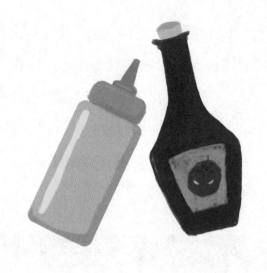

对于含糖食物，不要只局限在"糖果"上，许多食物都包含一种或多种糖分，所有种类的"糖"都会导致蛀牙。

水果、少部分蔬菜和绝大部分牛奶制品至少含有一种糖分。

许多加工食品即使尝起来没有甜味，但实际上都添加了糖分，比如，花生酱、果冻三明治，都含有糖分。在番茄酱、沙拉酱等调味酱中也添加了糖分。

孩子应该禁食所有含糖或含淀粉食物吗?

当然不是!

这类食物既能为孩子的生长发育提供所需的营养成分，也可以给孩子生活带来乐趣，家长需要做的就是帮助孩子明智地选择和食用。

相比零食，正餐时进食含糖或含淀粉食物对牙齿健康来说更有利。

相比容易从牙齿上清洁掉的食物，一些黏性大的食物，比如蔬果干、太妃糖等，用唾液、水、牛奶都不易把它们从牙齿上冲掉，这些黏性食物更有可能引起蛀牙。

另外，可以咨询儿童牙医，请他帮助孩子选择一些有助于保护牙齿的食物。

均衡的饮食能保证孩子得到足够的氟化物吗？

均衡的饮食并不能保证孩子牙齿健康生长所需的氟化物。

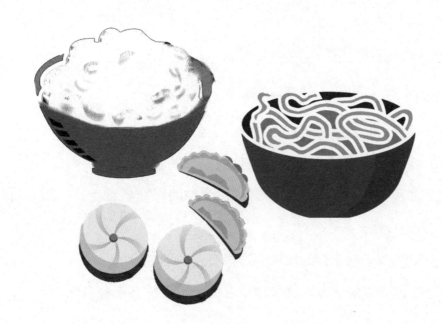

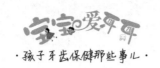

如果您没有生活在一个含氟环境或不能从饮水中获得足量的天然氟化物，那么在孩子牙齿的生长过程中就需要额外补充氟。

儿童牙医可以根据孩子平时从水中、其他食物中获取的氟化物的量，评估孩子如何补充这些氟化物。

我的孩子还没开始吃硬的食物，对他有没有什么建议呢？

不要让孩子睡觉时含着装有牛奶、果汁或甜味饮料的奶瓶。因为当孩子入睡时，口腔中的微生物就会利用这些液体中的糖分产生酸性物质，危害牙齿健康。

为避免孩子牙齿发生严重龋坏，当孩子睡觉时，最好嘴里不含任何东西，如果一定要含，最好也是使用安抚奶嘴。

其他建议。

这里再给大家一些关于孩子饮食和口腔健康的小建议。

（1）咨询儿童牙医，请他帮助评估孩子的饮食。

（2）别乱买零食！相比于平时囤积含糖或含淀粉零食，不如在特定时间买一些有趣的食物。

（3）限制孩子吃零食的次数，选择有营养的零食。

（4）保证均衡的饮食，将含糖或含淀粉零食放在正餐后吃。

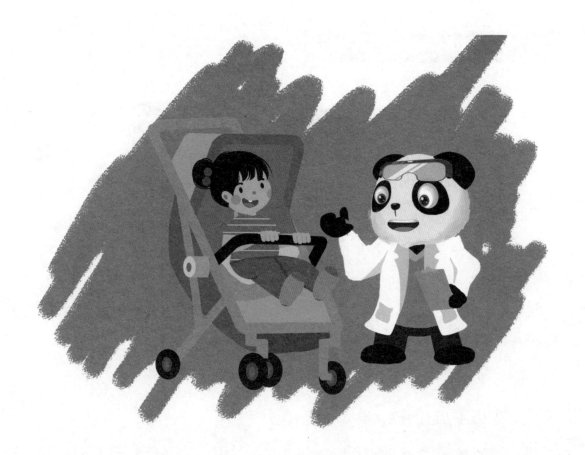

（5）别让孩子含着装有牛奶、婴儿食品或果汁等饮料的奶瓶入睡。

（6）如果您的孩子喜欢嚼口香糖或者喝碳酸饮料，请选择无蔗糖的，或是使用含木糖醇等代糖的产品。

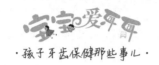
11. 牙齿外伤的紧急护理

在儿童口腔疾病中，发病率第一的是蛀牙，第二的就是牙齿外伤，而且近年来发生率快速上涨。

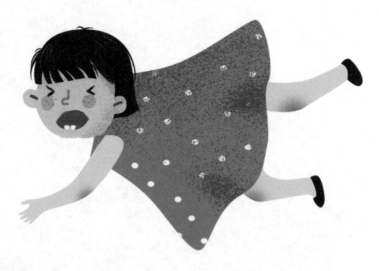

孩子的天性总是好动，运动是他们探索这个世界的一种方式，家长不能强制他们不动，但需要知道，如果真的发生了牙齿外伤这一紧急情况，应该怎么处理。

如果孩子的乳牙磕掉了，怎么办？

首先确定孩子没有颅脑伤害。如果存疑，请先立即带孩子到综合医院确诊。

如果没有颅脑伤害，请尽快联系儿童牙医，越快越好！磕掉的乳牙不宜进行再植，因为再植可能会损坏乳牙下方新生的恒牙。

如果孩子新长的恒牙磕掉了，怎么办？

首先，找到这颗牙齿，捏住牙冠（牙齿大的那一端），轻轻用流动的自来水冲洗5-10秒。千万不要刷洗牙齿，也不要用肥皂清洗，只用清水冲下即可。如果可以，立刻把这颗牙齿放回牙槽窝，让孩子轻轻咬住或闭嘴以稳住外伤牙；如果不能把牙齿立即放回牙槽窝，应该迅速将牙齿浸泡在干净的冷牛奶中，然后立即去口腔医生的诊室。处理得越及时，救回这颗牙齿的可能性就越大。

如果牙齿断裂怎么办？

同样，找到断裂的牙折片，清水冲洗后浸泡在冷牛奶中，马上联系儿童牙医或者去口腔急诊。快速行动可以增加这颗牙齿的挽救几率，防止感染，以避免更大的麻烦。如果嘴巴也受伤了，可用冷水漱口、冷敷，以减轻肿胀。

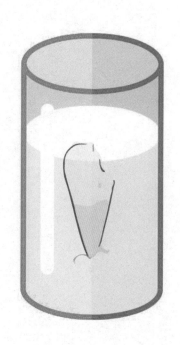

牙齿损伤可以预防吗？

下面的建议有助于降低孩子牙齿损伤的风险。

（1）在孩子运动的时候为他穿戴好保护装置，比如运动牙套，这样可降低严重口腔损伤发生

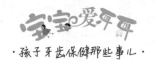

的风险；

（2）使用儿童安全座椅，并且系好安全带；

（3）确保家里面的装饰、摆设对儿童是安全的；

（4）如果孩子有龅牙（上颌前突）或小下巴（下颌后缩），请及时矫治，一般情况下建议在孩子7-9岁时就开始矫治；

（5）定期进行口腔检查，让儿童牙医有更多的机会提出更加适合孩子的预防建议。

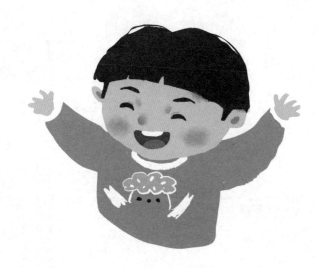

第五章

诊室护理——让孩子和儿童牙医交朋友

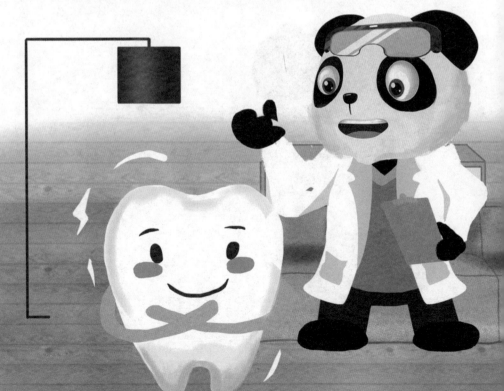

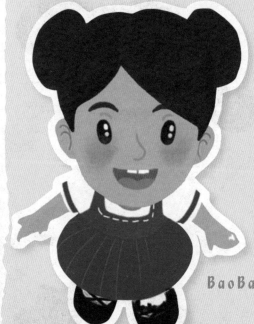

BaoBao Ai Yaya——Haizi Yachi Baojian Naxie Shir

1. 孩子口腔健康的卫士——儿童牙医

　　儿童口腔医学是口腔医学的一个亚专业，致力于儿童和青少年的口腔健康。一名全科口腔医生，必须再经过2-3年的专业培训，才能成为一名合格的

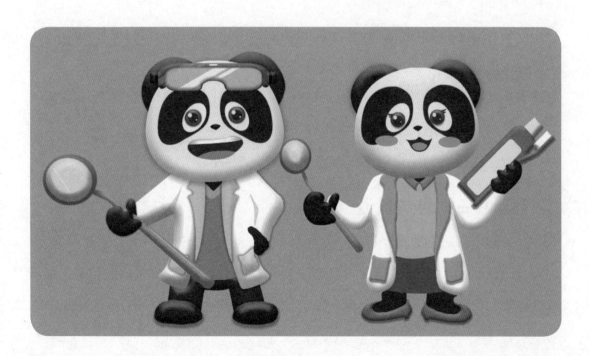

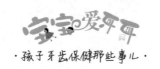

儿童牙医。只有完成专业的课程训练以及具备实际操作的经验，儿童牙医才能在临床工作中满足婴幼儿、儿童以及青少年，包括一些特殊健康人群的口腔治疗需求。

儿童牙医关心孩子的全身健康状况，而口腔健康是全身健康的基础和重要组成部分。让儿童牙医成为儿童口腔健康管理的参与者，他们才有机会帮助孩子从小养成良好的口腔护理习惯，从而避免口腔疾病。儿童牙医更强调口腔疾病的预防，提倡早发现、早预防、早治疗，并且随时掌握儿童口腔医学的新知识和新理念，为孩子们提供帮助。

孩子在儿童口腔诊室中接受愉悦的诊疗，可以帮助他们建立对牙医的信任和自信，这会使孩子终身受益。从儿童口腔诊室的设计风格到沟通方式，都要尽量满足儿童的心理特征要求。儿童牙医以及其他医护人员的目标是让所有孩子在看牙时感觉舒适，并教会他们怎么护理牙齿。

儿童牙医要做的包括但不仅仅限于以下几方面：

帮助孩子们预防龋齿

蛀牙的形成需要四个必备条件：（1）易感的牙齿；（2）致龋菌；（3）糖分；（4）作用时间。儿童牙医会与爸爸妈妈分享一些方法让孩子的牙齿更健康，比如怎样避免微生物聚集繁殖成有害菌落；怎样让孩子养成良好的饮食习惯。请牢记：龋齿就是牙齿的感染，早点看牙医可避免龋坏形成和复杂的口腔治疗。

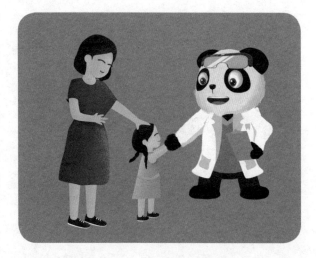

有研究显示：蛀牙所导致的疼痛会让孩子分心而不能把注意力集中在学习上，故口腔健康状况比较差的儿童在学校的表现、人际关系也相对较差，甚至在以后的生活中也不容易获得成功。

让家长了解乳牙的重要性.

保证乳牙健康地待在牙槽窝中，直到其自然脱落非常重要。乳牙承担着许多重要功能：

（1）孩子通过乳牙咀嚼食物获得营养；

（2）乳牙关乎孩子语言能力的发展；

（3）乳牙为恒牙的萌出留出位置；

（4）乳牙可以让孩子拥有健康的笑容，这样的孩子与他人交流时，会表现得更好、更自信。

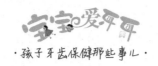
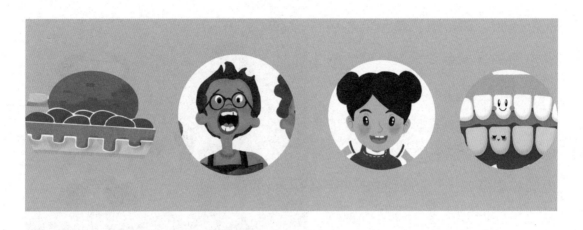

帮助儿童进行口腔健康管理.

尽早带孩子进行定期口腔检查，是让孩子养成良好口腔健康习惯的重要途径，会让孩子受益终身。

我们在这里分享给大家一些最新且易操作的孩子口腔健康护理方法。

第一颗牙齿萌出后就应该尽快带孩子看儿童牙医，最晚不要超过1岁。早期的口腔检查能让儿童牙医发现牙齿龋坏的早期征兆，及时进行预防和治疗，且此时的治疗也相对舒适，孩子更容易接受。

拜访儿童牙医时，家长可以从儿童牙医那里获得这些知识：

（1）孩子龋风险评估；

（2）低龄儿童龋病的相关信息；

（3）家庭口腔健康护理措施包括：刷牙、使用牙线、合理饮食以及使用氟化物；

（4）正确的喂养习惯，有关吮吸食指、拇指、安抚奶嘴习惯的最新知识；

（5）家长需知的关于避免孩子牙齿、口腔受伤的知识。

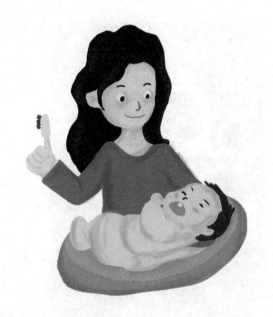

2．牙齿还没坏，为什么要看牙医？

爸爸妈妈在孩子1岁前每月都要带孩子进行儿童保健，1岁后也会定期带孩子进行儿保，一会儿测测智力、一会儿测测骨密度、一会儿测测血红素、一会儿测测视力……全身疾病预防基本做到了，那口腔疾病的预防呢？口腔疾病预防只是儿保医生稍微检查一下有没有龋齿这么简单的么？儿保医生的建议真的可以代替儿童牙医么？回答是：NO！原因很简单，术业有专攻！

"预防"永远是口腔医生永恒的主题。在全世界范围内，尤其在发达国家，口腔疾病的预防工作非常受重视。虽然临床医学和口腔医学都强调预防，

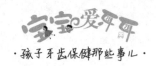

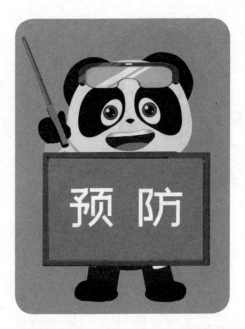

但是口腔疾病预防效果的性价比绝对秒杀普通医疗领域。"预防优先"在儿童口腔健康管理中具有非常、非常、非常重要的内涵！

为啥发达国家的人牙齿相对更好？因为他们预防做得非常好。他们的牙科协会成天都在呼吁民众要进行预防性口腔保健。当然了，我国民间的、官方的口腔科普协会和学者们也都在让大家进行口腔疾病预防。可惜目前科普力度还不够，

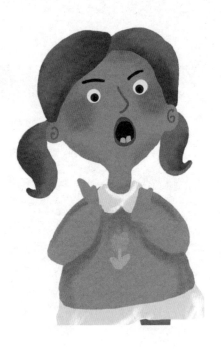

很多人还是没有接触到正确的口腔保健知识或者不太关心口腔健康，仍然要等牙痛了再去治疗或者等"老掉牙"。

健康教育者需要付出非常大的努力才会小小地改变人们的行为。大部分的父母是基于自己的经验来教育孩子，在父母没有接触到这些正确的间接经验时，通常只会结合亲身体会来引导，于是可能等到孩子牙齿痛了，保不住

了，牙齿"地包天"了，恒牙"长歪了"，到了儿童牙医那里被科普教育一番，才知道预防的重要性。

如果家长可以多了解一点，那孩子就可以少些痛苦。

3. 被忽略的儿童口腔保健那些事儿

为什么儿童口腔保健这么重要？

定期进行口腔保健意味着可以让孩子有更多的机会拥有良好的营养吸收和更健康的笑容。当口腔健康时，孩子咀嚼食物会容易些，也能从食物中吸收更多的营养。健康的牙齿使孩子更自信，更迷人，学说话也会更快，发音更清晰。口腔健康是全身健康的基础，口腔健康与身体其他部位的健康密切相关。而且，口腔保健也可为家庭节省牙科治疗费用。

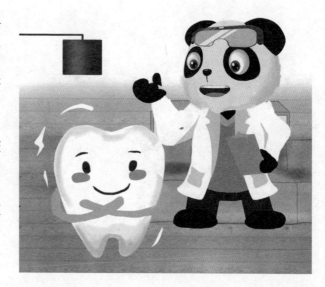

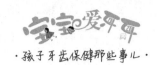

什么时候开始进行口腔保健？

在孩子第一颗牙萌出时，或最晚不超过孩子1岁时家长就应带孩子去拜访儿童牙医。在儿童牙医这里，家长会学习到如何保障婴幼儿的口腔健康。看牙医的时间越早，预防口腔疾病的效果就越好，孩子也越有可能拥有健康甜美的笑容。

第一次带孩子看牙医应该准备些什么？

有着良好口腔保健意识的父母，在宝宝很小的时候，就开始关注宝宝的口腔健康。在孩子出生的第一年，他们也会将"家庭口腔护理"写在日历上。

乳牙是恒牙的基础，保护乳牙非常重要。蛀牙可能会影响到宝宝吃饭和睡觉，也可能会影响宝宝的学习及发音。

当家长为孩子预约了第一次诊室口腔保健时，有哪些地方需要注意呢？

（1）第一次看牙是为了制订"家庭口腔护理"计划，或者和儿童牙医一起建立一个"口腔健康之家"。

（图片来源于美国儿童牙医学会网站）

（2）如果您家有一名年龄稍大一点的宝宝，从来没有看过儿童牙医，那您应该考虑在宝宝正式看牙医之前，带他先去熟悉一下就诊过程以及诊室的环境。

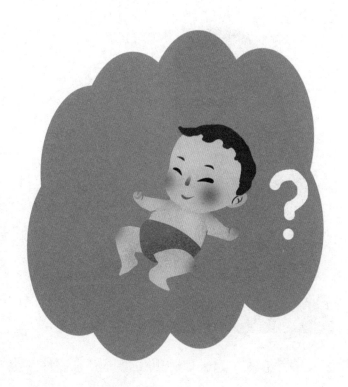

（3）积极正面地回答宝宝关于看儿童牙医所有的问题，避免使用吓唬人的词语。常规检查和90%的第一次看牙都不会带来任何疼痛，因此大可不必提"痛"这个字，包括说"不痛"！压根不要提"痛"这个字。

（4）给宝宝讲一个有美妙看牙经历的故事，可以请儿童牙医推荐一些这类读物。

（5）在宝宝看牙的过程中可以让宝宝自己做一些决定，比如"你想带着小熊还是小恐龙陪你看牙呢？"或者和宝宝讨论一下，"你更喜欢哪个颜色的牙刷呢？"这些都可以让宝宝的看牙过程更轻松、快乐一点。

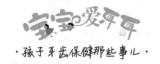

孩子牙齿保健那些事儿

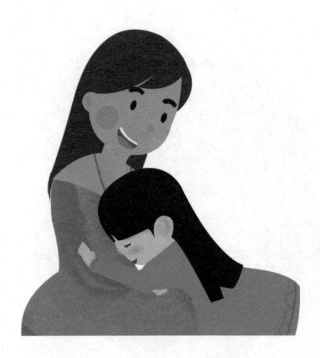

（6）看牙过程中应让儿童牙医多与宝宝进行交流，这有利于儿童牙医和宝宝建立良好的关系。您可以在宝宝口腔检查结束之后再和儿童牙医交流。

第一次带孩子看牙医可能会有哪些内容呢？

儿童牙医会检查宝宝口腔的软组织和硬组织的发育是否正常；通过询问家庭口腔卫生习惯、喂养方式、家长口腔卫生情况等来评估宝宝的龋风险，给出家庭口腔保健意见。这是宝宝远离蛀牙，让宝宝和儿童牙医成为好朋友的第一步，也是非常重要的一步。

儿童牙医如何帮助孩子预防口腔问题？

评估完孩子口腔健康后，儿童牙医会为孩子设计个性化的家庭口腔护理方案，包括刷牙、使用牙线、饮食建议等内容。如果有必要，儿童牙医也会提供一些使用氟化物的相关建议。这些指导建议能够帮助孩子养成受益终身的良好

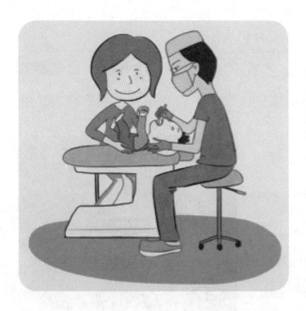

口腔习惯。

在诊室里，儿童牙医帮助儿童定期清洁牙齿和使用氟化物，可以预防蛀牙的发生。当孩子长大一些，儿童牙医会根据孩子情况决定是否选择窝沟封闭来预防蛀牙。

另外，儿童牙医会帮助家长选择运动牙套来避免孩子在运动时发

生牙齿和颌面部伤害，也会帮助孩子进行早期咬合诊断和管理。

这些都是诊室护理内容。

最后想告诉大家的是，带宝宝看牙医不是一两次就可以让宝宝完全适应的，多带宝宝去几次，让他知道看牙其实是无痛、舒适的，还可以和牙医交朋友，宝宝就会越来越爱看牙了！

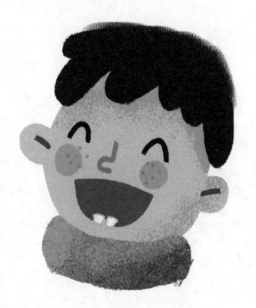

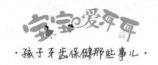

4. 儿童可以洁牙么？

家长们经常提到的一个问题就是，"我家宝宝的牙齿变黑了，黑色刷不掉，用点力可以抠掉一点点，但是很快又长出来了，到底是怎么回事啊，是蛀牙么？"

先来看右图中这个小朋友的牙齿。

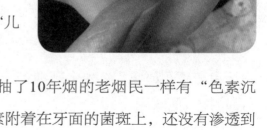

这个小朋友2岁4个月，饮食正常，父母帮助刷牙，半年做一次儿童口腔保健，但是，还是从1岁多开始就出现了这个问题。儿童牙医检查后，确定不是龋病，而是"儿童单纯性色素沉着"。

是的，小朋友的牙齿看起来也会像抽了10年烟的老烟民一样有"色素沉着"。小朋友牙齿表面的东西主要是色素附着在牙面的菌斑上，还没有渗透到牙齿内部，是可以清洁掉的。

怎么处理？唯一途径，儿童牙面清洁！

儿童牙面清洁和成人洁牙有很大的不同！成人洁牙主要是清洁牙结石，以达到保护牙周组织的目的。一些不经常洁牙的人在洁牙过程中可能会有些不适，也有人没什么感觉。

儿童单纯性色素沉着的牙面清洁，主要是清除牙面上的菌斑和色素，让牙面变得光滑，相当于牙医采用了特殊的工具帮助小朋友刷了一次牙。在清洁的牙面上，不管是涂氟还是窝沟封闭，效果都比没有清洁的牙齿要好得多。

儿童牙面清洁的工具主要是牙科小毛刷或者橡皮杯，还带有小朋友喜欢的甜香味的抛光剂。小毛刷安装在牙科手柄上，就像一个小小的电动牙刷，刷干净了菌斑和色素，但是丝毫不会损伤牙齿。

儿童牙面清洁用的小毛刷们就长下面这个样子：

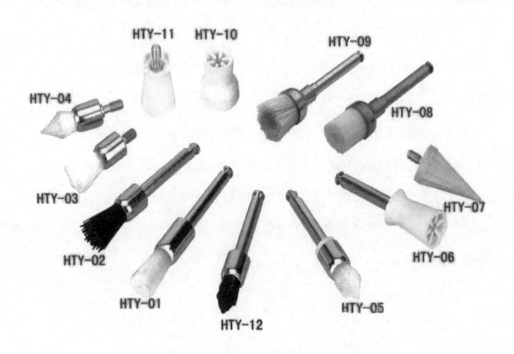

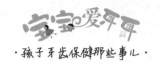
来看一下下图中小朋友洁牙前后对比图吧，效果惊人！

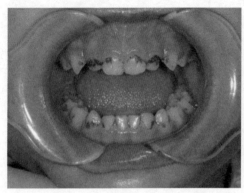 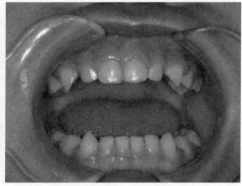

牙面上的菌斑被清除之后，牙面就会光洁许多，细菌就没那么容易站住脚，也就降低了龋病的发生风险！

关键是，小朋友再也不会被他人问，你的牙齿怎么是黑的？！

虽然做了牙面清洁，但是单纯性色素沉着的牙齿也可能会复发。这个可能和宝宝爱吃深色食物、喝过中药、牙刷太软、家长没有帮助宝宝刷牙等有关。

无论如何，还是请家长每隔3~6个月带孩子去拜访一次儿童牙医，让宝宝维持健康美丽的笑容。

5. 什么时候应该带宝宝去做早期矫治？

由于孩子们的食物越来越精细，很多孩子由于咀嚼不够，颌骨发育不足，牙齿长得歪歪扭扭。

那什么时候应该带孩子去做咬合关系的检查呢？

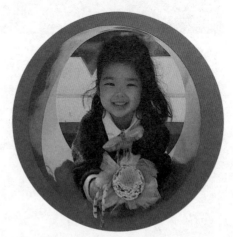

美国正畸协会（AAO）发布的儿童早期矫治宣传手册中建议，儿童首次咬合检查最好在孩子7岁之前进行。这个时段主要是针对影响儿童口腔功能、颅面颌骨发育的错畸形问题开始诊断与早期矫治。

四川大学华西口腔医院早期矫治专科建议儿童从3岁半开始排查，主要检查乳牙列有没有"地包天"之类的情况发生。在7岁左右儿童换牙时做第一次混合牙列期的错颌畸形检查，有助于保证孩子的牙列长得整齐。

6. 乳牙"地包天"要不要矫正？什么时候矫正？

正常的牙列应该是上前牙覆盖下前牙外1/3处，如果下前牙长在了上前牙

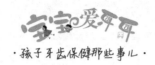
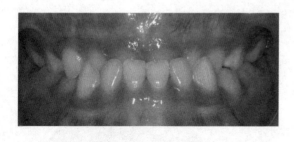

外，就叫作反𬌗，俗称"地包天"。

"地包天"的最佳矫正年龄是3-5岁。在孩子配合的情况下，越早越好。时间越早，矫正效果越好。

如果不是遗传性的"地包天"，非骨性的"地包天"通常只需要花半年时间就可以得到矫正，很多孩子3个月就矫正过来了。

如果发现孩子出现"地包天"的情况，千万不要等到孩子恒牙已经长齐了再去矫正，那时候就太晚了，孩子的面型已经发生了难看的变化。很可能本来只需要3个月时间矫正的，发展成了需要做正颌手术才能矫正过来，给孩子和家长带来不必要的麻烦。

7. "六龄牙"的故事

先问家长两个问题。

问题1：乳牙有多少颗？

答案1：乳牙有20颗。

问题2：恒牙有多少颗？

答案2：恒牙有28颗，如果4颗尽头牙（智齿）全部长齐了就有32颗。

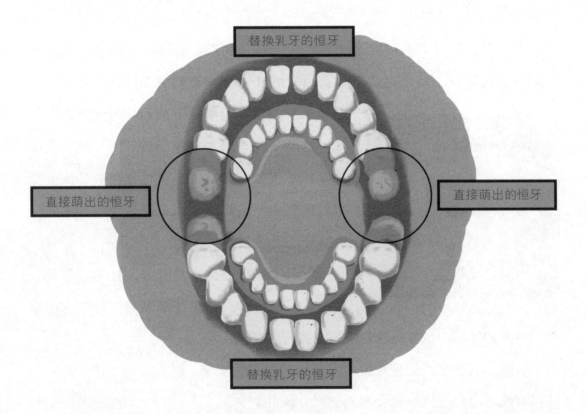

那么问题又来了。恒牙多出来至少8颗，那"乳牙会被换掉"这句话是不是应该改成"有的恒牙是乳牙脱落后萌出的，而有的恒牙是直接新长出来的"？这些新长出来的恒牙都是恒磨牙，其中，第一个冒出头的就是第一恒磨牙——俗称"六龄牙"。

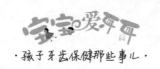

　　时光飞逝，很多家长都看到了孩子的门牙掉了，又在同样的位置长出了新的恒牙。

　　但是，不知道什么时候，"六龄牙"在牙列最里头默默地长了出来，家长们很有可能就忽略了这几颗新长出来的牙。被家长们忽略的这几颗牙，可

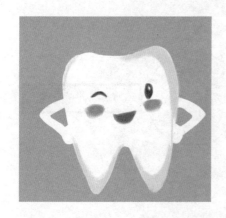

是未来承担重要咀嚼任务的第一恒磨牙啊，是孩子这辈子吃香喝辣当吃货提升幸福感的重要基础！不仅如此，它的完整性还对孩子的面型有着重要的塑造作用，也就是说，健康的第一恒磨牙还关乎孩子的颜值。

　　所谓"哪有什么岁月静好，只不过是有人替你负重前行"，六龄牙默默萌出，却承担着如此重要的作用，也算是这句话的真实写照了。

　　话说，刚长出来的这几颗"六龄牙"和其他恒牙一样，还是"愣头青"，还没有因小朋友长期咀嚼食物而磨损，因此它们的头上还有很多深深的窝沟裂隙，特别不容易清洁彻底，也就特别容易形成蛀牙。如果还不受家长的重视，被认为是一颗乳牙，被认为"坏点就坏点吧，反正都要换"，那么长此下去，其就可能罢工下课了。

　　所以，对于"六龄牙"，请家长们多关注点。

8. 窝沟封闭那些事儿

　　有一种诊室预防蛀牙的措施，被称作"窝沟封闭"。具体来说就是将一种由树脂类或玻璃离子水门汀等牙科材料制成的保护性涂料，涂在牙齿的窝沟点隙上，阻挡细菌和食物残渣对牙齿表面窝沟点隙的侵蚀，以降低窝沟龋的发生率，甚至可以阻止早期龋进展为成熟龋。

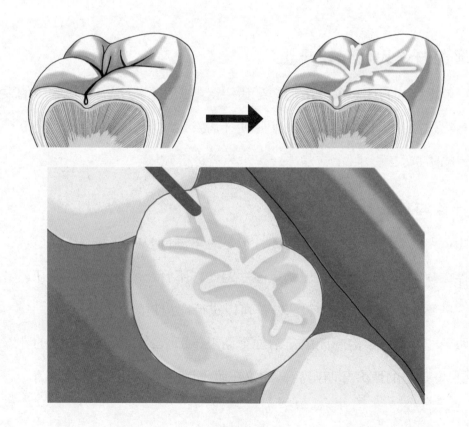

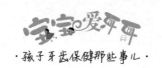

2016年10月，美国疾病控制预防中心（CDC）发布了关于"窝沟封闭剂对学龄儿童重要性"的报告，报告中指出美国有43%的6-11岁儿童进行了窝沟封闭，窝沟封闭让牙齿龋坏风险降低了80%。

在我国，接受窝沟封闭的12岁年龄组儿童仅为6.8%，可能看了这本科谱读物后，一些家长会主动带孩子去做窝沟封闭，希望你们能把这个比例提得越来越高。

窝沟封闭如何保护牙齿？

可以把窝沟封闭想象成给这颗牙齿穿上防护服。当寄居在口腔中的致龋菌遇到食物残渣时，它们会产生"酸"使牙齿发生龋坏。进行窝沟封闭以后，这颗牙齿的防护服就会阻止这些"酸"对牙齿进行破坏。

什么时候进行窝沟封闭？

儿童和成人均可进行窝沟封闭，但是越早进行效果越好。研究显示，只要牙面存在窝沟点隙，就存在患龋风险。因此，不管是乳牙、年轻恒牙还是成熟恒牙，只要牙齿的窝沟点隙较深，都可以进行窝沟封闭。

如果非要给做窝沟封闭的年龄加个期限，那么2岁半到3岁孩子的乳磨牙、6岁到12岁孩子的恒磨牙萌出后，建议在萌出后6个月内进行窝沟封闭。窝沟封闭可以将蛀牙扼杀在摇篮里，可以有效节省将来可能用于治疗蛀牙的时间和金钱。

窝沟封闭是如何进行的？

窝沟封闭需要牙医在诊室里操作完成，这是一个快速而无痛的过程。

牙医首先清洁牙面，然后使用酸性凝胶处理牙面，以便牙面与封闭剂形成强结合。酸蚀完成后，牙医会将凝胶冲洗掉，吹干牙面，之后将封闭剂涂抹在牙齿的窝沟点隙处，随后采用牙科光固化机光照封闭剂使其硬化。

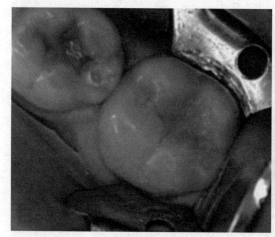

窝沟封闭前

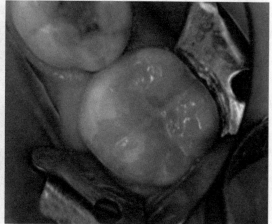

窝沟封闭后

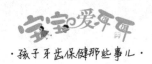

窝沟封闭剂内含双酚基丙烷（BPA）吗？安全吗？

窝沟封闭剂内含极低浓度的BPA，不足以对人体造成伤害。事实上，当使用化妆品或者接触粉尘时，会接触更多的BPA。美国牙医学会（ADA）调查了日常生活中BPA的含量，如图所示。

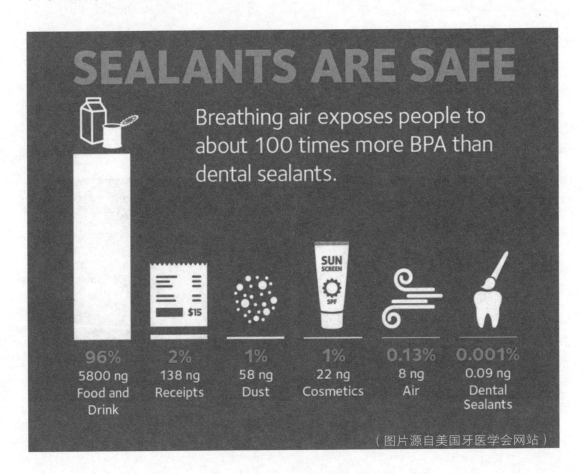

（图片源自美国牙医学会网站）

窝沟封闭的作用可以持续多久？

理论上窝沟封闭完成后，其作用可以长久持续，但也存在个体差异。在咀嚼过程中，窝沟封闭剂会随着牙面的磨损有部分磨损。在进行口腔定期检查时，牙医会根据封闭剂留存情况、牙面结构及个体患龋风险决定是否需要再次进行窝沟封闭。

9. 口腔X光片那些事儿

为什么孩子需要拍口腔X光片？

给牙齿拍摄的X光片又被称为"牙片"。在诊疗中，每个孩子都是独立的，他们的情况各不相同，是否需要拍口腔X光片不能一概而论。只有当牙医核查了孩子的用药史和口腔史，做了口腔检查，但无法获得足够信息来确诊时，才会决定是否让孩子拍口腔X光片。

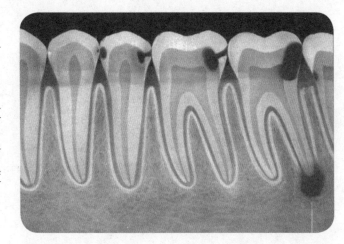

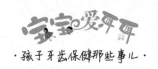

·孩子牙齿保健那些事儿·

　　较之成人，儿童往往更需要拍口腔X光片，原因是他们的口腔发育得很快，患龋的风险更高。对于患龋风险较高的孩子，美国牙医学会建议每六个月接受一次口腔X光片以查看蛀牙的发展情况，而对于患龋风险较低的孩子，拍口腔X光片的频率可以低一些。

如果孩子从来都没有得过蛀牙，为什么还要拍口腔X光片呢？

　　拍口腔X光片不仅仅是为了发现蛀牙，其他的一些情况，如拔牙、诊断颌骨疾病、评估受伤情况或计划进行正畸治疗时，都需要拍口腔X光片。借助口腔X光片，医生能够更好地诊断和治疗那些口腔检查中不易发现的问题。

需要定期拍口腔X光片吗？

　　不需要。

　　拍片的频率要根据孩子的情况决定。如果孩子在前一个牙医那里已经拍片了，可以直接复印一份给现在的牙医看，这样可以减少孩子接受的辐射量。

口腔X光片安全吗？

　　儿童牙医会非常谨慎地按儿童患者曝光所需的最小剂量来选择适合的影像学检查方式。拍口腔X光片的整个过程中都会有保护措施，所接受的辐射量是非常小的。事实上，拍摄口腔X光片所遭受的风险远低于那些未检测到的和未治疗的口腔问题所带来的风险。

常规的拍口腔X光片的辐射剂量不会影响健康。

日 常 生 活 辐 射 量 表

数字X射线已经彻底改变了医疗保健。
牙科X射线所含辐射量甚至比从洛杉矶飞往纽约的航程更安全。
以下表表可查看牙科X射线与日常生活辐射量的比较情况！

辐射（uSv）

吃一个香蕉　0.1

牙科X射线　0.2

日常辐射　10

10

从洛杉矶
飞往纽约
的航程　40

70

食物中
的年剂量　400

注意图表未按比例绘制，仅用于说明

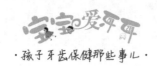
拍口腔X光片时，可以采用哪些措施来保护孩子？

穿戴全身防护围裙和防护罩能保护好孩子。现在的设备已经过滤掉那些没用的X射线，而且会限制X射线的照射范围。高速拍摄、数字化的X射线以及合适的防护罩都能确保孩子接受最小剂量的辐射。

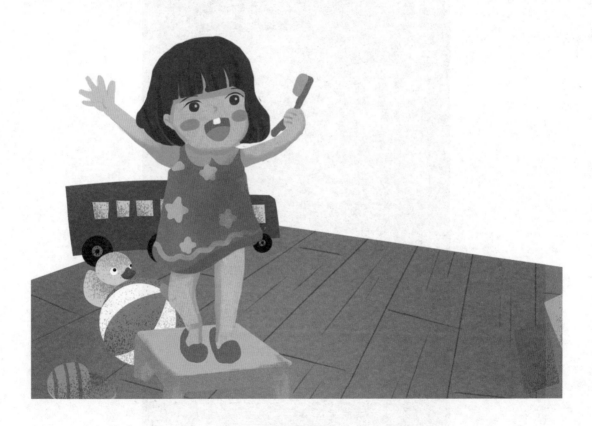

儿童牙医心系百姓、服务百姓

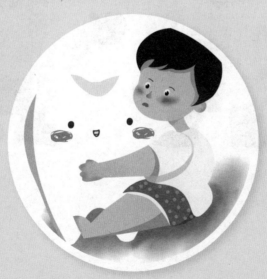

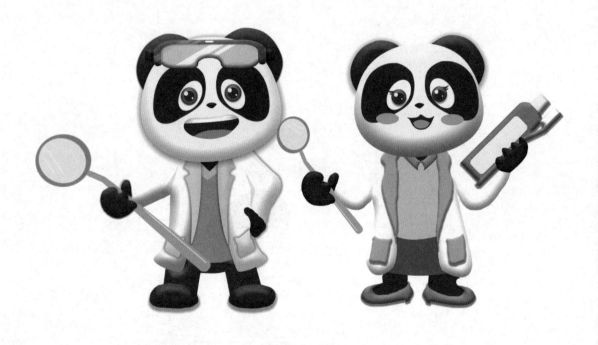